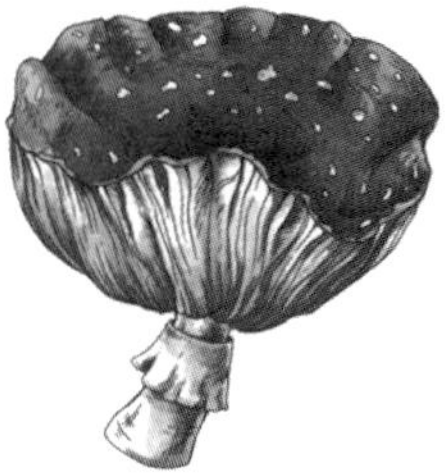

藥物獵人

THE DRUG HUNTERS

THE IMPROBABLE QUEST TO DISCOVER NEW MEDICINES

作者
唐諾・克希
Donald R. Kirsch
奧吉・歐格斯
Ogi Ogas

譯者
呂奕欣

臉譜書房 FS0087X

藥物獵人

不是毒的毒×不是藥的藥，從巫師、植物學家、化學家到藥廠，一段不可思議的新藥發現史

THE DRUG HUNTERS : The Improbable Quest to Discover New Medicines

作　　者　唐諾・克希（Donald R. Kirsch）、奧吉・歐格斯（Ogi Ogas）
譯　　者　呂奕欣
責任編輯　陳怡君（一版）、謝至平（二版）
行銷企劃　陳彩玉、林詩玟、林佩瑜

發 行 人　凃玉雲
編輯總監　劉麗真
總 編 輯　謝至平
出　　版　臉譜出版
城邦文化事業股份有限公司
臺北市中山區民生東路二段141號5樓
電話：886-2-25007696　傳真：886-2-25001952
發　　行　英屬蓋曼群島商家庭傳媒股份有限公司城邦分公司
臺北市中山區民生東路二段141號11樓
客服專線：02-25007718；25007719
24小時傳真專線：02-25001990；25001991
服務時間：週一至週五上午09:30-12:00；下午13:30-17:00
劃撥帳號：19863813　戶名：書虫股份有限公司
讀者服務信箱：service@readingclub.com.tw
城邦網址：http://www.cite.com.tw
香港發行所　城邦（香港）出版集團有限公司
香港灣仔駱克道193號東超商業中心1樓
電話：852-25086231　傳真：852-25789337
新馬發行所　城邦（新、馬）出版集團
Cite（M）Sdn. Bhd.（458372U）
41, Jalan Radin Anum, Bandar Baru Seri Petaling,
57000 Kuala Lumpur, Malaysia.
電話：+6（03）90563833 傳真：+6（03）90576622
電子信箱：service@cite.my

一版一刷　2018年5月
二版一刷　2023年8月

ISBN 978-626-315-333-2（紙本書）
ISBN 978-626-315-338-7（epub）

定價：380元（紙本書）
定價：266元（epub）

國家圖書館出版品預行編目資料

藥物獵人：不是毒的毒X不是藥的藥，從巫師、植物學家、化學家到藥廠，一段不可思議的新藥發現史／唐諾・克希 (Donald R. Kirsch), 奧吉・歐格斯 (Ogi Ogas) 著；呂奕欣譯. -- 二版. -- 臺北市：臉譜出版，城邦文化事業股份有限公司出版：英屬蓋曼群島商家庭傳媒股份有限公司城邦分公司發行，2023.08
面；公分.（臉譜書房；FS0087X）
譯自：The drug hunters : the improbable quest to discover new medicines.
ISBN 978-626-315-333-2（平裝）

1.CST: 藥理學　2.CST: 藥學史

418.1　　112009390

#【國內推薦】

這是本極適合大眾讀者的好書，尤其醫藥工作者和藥物研發者更是必讀。作者以四十年製藥的親身經驗，闡述藥物開發的歷史，原來遠從數百年前開始，人類便從自然界如植物、土壤、染料、礦物甚至動物身上找解藥，憑著不斷累積經驗和嘗試，才找到所需藥品。過程中有人為了尋找新藥而命喪大自然，也有人為了爭名製造事端，更多人因當時科學知識不足而受到世人的誤解，但仍堅持自己的理想，最終找到了人類急需的藥品。書中處處可見敘述生動、淺顯易懂的歷史故事，沒有太多專業術語，使讀者易於了解開發過程的艱辛，其中不僅需要金錢、耐心、漫長時間、創新及與眾不同的思考邏輯，更需要對理想的堅持、不怕被誤解的勇氣，以及強求不得的「運氣」。

——中華民國製藥發展協會名譽理事長、南光化學製藥股份有限公司總經理　王玉杯

許久以前神農曾嘗百草，那時人們就開始發展新藥了。時至今日，各大藥廠、生技公司紛紛推出新藥，同時在美國食品藥物管理局（FDA）主導之下，研發藥物臨床試驗、上市管理法規

也和新興科技與時俱進，這都再再推動了新藥的進展。作者從最早的藥物起源、植物用藥，一路談到最早的藥物副作用事件，甚至交代了ＦＤＡ開發藥物監控系統的始末。本書無疑是一部藥物演進史，閱讀時不禁讓人深深感嘆，現今的藥物發展原來是許多科學家、醫師與專業人士共同努力的結果。他們的貢獻讓人類過著更好的生活，亦改善疾病對人類的痛苦。書中談論數十種改變人類世界的藥物發明，身為新藥開發領域的後輩，也彷彿搭上了時光機器，看見了藥物發展探索期間的點點滴滴。在此誠摯推薦給對藥物發展有興趣的讀者們。

——仁新醫藥股份有限公司總經理暨研發長　王正琪

在專利藥學名藥難解難分，遭淘汰的老藥重領風騷，植物藥以諾貝爾桂冠證明傳統的力量之際，我們需要的不是一味謳歌「進步」的醫藥史，也不是猛打弊病的「暗黑史」，而是以行內人觀點，以實戰經驗寫出來的藥物演化史，《藥物獵人》就是這樣一本書。

全書以圖書館為書寫架構，凸顯藥物開發的關鍵不在宣稱萬物皆可入藥，反而是從研究者角度，從藥物開發的邏輯所投射出來的知識空間。神農嘗百草式的「捕獵」固然眾所皆知，但本書呈現的卻是精緻的查找、閱讀與思索。畢竟當代藥物是以保衛生命之名，用繁複法規打造的科技產物。開發新藥不能沒有放眼世界的胸襟，但更要能行遠自邇，在前人路上一步一腳印地崎嶇前行，正所謂「前事不忘，後事之師」。

從這個意義看，《藥物獵人》不能說通俗易解，但誠意十足。醫學人文大師威廉·奧斯勒

（William Osler）曾期許每個圖書館都該有群善於閱讀的良師，能付出愛心，教導新人如何上手，而作者正是這樣的良師。就讓我們跟著這位資深「嚮導」，逐間逛過藥物的古往今來，品味縱橫萬物，遊走生死的醫藥廟堂之美。

——國立陽明大學科技與社會研究所暨公共衛生研究所教授、
家庭醫學專科醫師　郭文華

這是一本非常值得閱讀的書籍，不但適合醫界、藥界人士，我也很推薦一般民眾閱讀！

本書有下面幾個特點：

1. 詳加介紹現代醫學藥理學的主要用藥，包括感染科的抗生素（治療梅毒、肺結核等用藥）、麻醉藥、鴉片止痛藥、瘧疾治療用藥、阿斯匹靈、糖尿病用藥、高血壓用藥、避孕藥，甚至也一解大眾對精神科用藥的疑惑。
2. 本書回答了民眾對藥物的三大疑問：為什麼我的藥這麼貴？為什麼我的藥出現那麼糟的副作用？為什麼我的親友所罹患的疾病無藥可醫？看完本書之後，你可以了解藥物的研發，其實不像一般人想像得那樣簡單。藥物研發雖經過層層試驗把關，但是藥物上市之後，還是可能會出現未預料到的副作用。同時，現今仍有很多疾病是無藥可醫的。
3. 作者書寫功力一流，語調幽默又容易理解，即使沒有醫學背景的一般民眾，也能輕鬆閱讀。

4. 不只是藥理學的研究發展史，書中提到了很多重要的醫學研究和發現，看完後更能了解現代醫學的發展動態。
5. 作者之一唐諾．克希博士（Donald R. Kirsch）曾任職於美國多家大藥廠，他自己就是一位資歷豐富的藥物獵人，完全清楚在新藥研發過程中，藥廠所帶起的許多爭辯和討論。《藥物獵人》在好讀網Goodreads評價4顆星，亞馬遜亦有4.7星，可以看到眾多美國讀者也很推薦本書。臺灣讀者可藉繁體中文版，從中吸收本書的菁華。
6. 整本書中文翻譯通暢流順，專有名詞也符合臺灣的國情用法。
7. 《藥物獵人》補足了過去醫學院所缺乏的現代醫學發展史課程。醫藥界人士看完這本書，對於現代醫學的用藥和進展，將會有更清楚的了解！在閱讀的過程中，有很多處讓我拍手叫絕，甚至看了之後才明白，原來當初某藥物是這樣發展出來的。
8. 書中有一章專門在談現代藥理學的聖經《治療的藥理學基礎》的編撰及貢獻。我也才知道，原來這本藥理學教科書是這樣寫成的。
9. 作者用真實的藥物發展事例，讓大家了解目前西方的科學和醫學輝煌成就，都不是一蹴可幾！一開始科學家都要經歷很多錯誤，甚至從荒謬觀念開始發展，然後一再修正研究方向，反覆驗證，最終才奠定現今的基礎。
10. 雖然是一本大眾書籍，但是兩位作者的書寫相當嚴謹，書末所附的佐證資料和參考文獻，足以證明作者的用心。

這本書非常值得閱讀，誠摯推薦給大家！

——嘉義基督教醫院門診部主任、

資深血液專科和腫瘤專科醫師、血液專科和腫瘤專科醫師訓練指導教師　盧彥哲

目次

國內推薦 3
引　言　尋找巴別塔藥學圖書館 11
第一章　連穴居人也會的試藥任務：不可思議的藥物起源 25
第二章　金瓊伯爵夫人的異國退燒藥：植物藥物圖書館 37
第三章　標準化生產的乙醚麻醉劑：工業製藥圖書館 47
第四章　靛青、朱紅、紫色染料與阿斯匹靈：合成化學圖書館 63
第五章　魔彈的誕生：人類終於了解藥物的運作方式 75
第六章　藥到命除？：在悲劇中誕生的FDA藥物法規 91
第七章　藥物獵人的教科書：藥理學成為科學 109
第八章　參觀抗生素工廠：泥土微生物圖書館 117
第九章　來自豬胰臟的靈藥：基因藥物圖書館 135

第十章　**從霍亂到降血壓藥：**流行病學圖書館　157
第十一章　**口服避孕藥的偉大誕生：**獨立藥物獵人的成功之路　173
第十二章　**神祕的抗精神病藥物：**靠運氣發現的藥　201
結　論　**藥物獵人的未來：**是雪佛蘭Volt還是迪士尼電影《獨行俠》？　215
附錄1　**藥物類別**　225
附錄2　**藥品及疾病知識補充**　227
參考書目與延伸閱讀　257

引言

尋找巴別塔藥學圖書館

「運用這項技藝，你可以思考這二十三個字母的種種變化……」

——阿根廷作家豪爾赫．路易斯．波赫士（Jorge Luis Borges, 1899~1986），〈巴別塔圖書館〉（The Library of Babel）

在渾沌未明的史前時代，人人都是藥物獵人。人類祖先飽受寄生蟲感染與疾病折磨，只要發現沒見過的根與葉，就放進口中咀嚼，盼能碰上好運，減輕病痛，同時祈禱不會在盲目的嘗試中一命嗚呼。有些新石器時代的人很幸運，偶然找到了具療效的物質，例如鴉片（opium）、酒精（alcohol）、蛇根（snakeroot）、杜松（juniper）、乳香（frankincense）、小茴香（cumin），還有白樺茸（birch fungus）。

大約在西元前三三〇〇年，有個孤獨的男子在冰天雪地中身負重傷，於義大利阿爾卑斯山區的奧茲塔爾（Ötztal）山，拖著病體踽踽前進，最後死在冰隙中。他在裡頭躺了五千年，直到一九九一年，登山者無意間發現他木乃伊化的遺體，並稱之為「奧茲冰人」（Ötzi）。奧地利科學家將這位冰河期獵人解凍後，發現他的腸道有鞭蟲寄生。研究人員原本以為，奧茲冰人及同時代的人很可能飽受這種寄生蟲折騰，無法得到治療。但後來的發現，卻讓他們修正了看法。

奧茲冰人的熊皮護脛上有兩條皮帶，分別綁著類似橡膠質地的白色隆起物，看起來相當奇怪。原來這是白樺茸的發育部位，即真菌的產孢構造「子實體」。這種真菌所含的油脂對鞭蟲有毒，還有抗菌止血的功效。奧茲冰人用皮帶束起的蕈菇可能是世上最古老的醫藥箱，雖然他的藥缺乏良好的效價（potency）[1]或效力（efficacy）[2]，但是極有用處。五千年前對抗鞭蟲的藥物就存在了（藥理學家會稱之為「驅蟲劑」），這讓我想起我博士論文指導教授曾說：「你光是看見狗用後腿站立行走，就會覺得牠很了不起，根本不會計較優不優雅、靈不靈活。」

奧茲冰人懂得使用白樺茸，這一事例恰好體現了人類追尋藥物的實情。這新石器時代的藥物並非源自智慧創新，或理性探尋。這不是石器時代的史蒂夫．賈伯斯（Steve Jobs）將前瞻概念付諸實現所做出的驅蟲藥。不，奧茲冰人的藥是不折不扣的好運。所有前科學時代的藥物搜尋能有好結果，都是靠簡單的試誤法。

今天的情況又是如何？輝瑞（Pfizer）、諾華（Novartis）、默克（Merck）[3]與其他大藥廠集

1 編註：效價：藥效強度。如A藥和B藥相比，A藥達到相同藥效的劑量比B低，則說A效價比B高。
2 編註：效力：藥物所能產生的最大反應。
3 譯註：在美加以外的地區稱為「默沙東」，原為德國默克集團成員，後來獨立為兩家不同公司。本書除特別註明德國默克集團，其餘皆為美國默克藥廠。

團，莫不斥資數十億美元在最先進的藥物研發實驗室上，因此你或許以為，熱門藥品多半出自規畫嚴謹的藥物工程，過去的試誤法已由今天知識完備的科研途徑取代。實則不然。無論大藥廠怎麼努力，二十一世紀的人在尋找新藥時，最主要的應用技術仍與五千年前一樣：辛苦嘗試多得令人眼花撩亂的化合物，苦苦盼望其中一種能禁得起科學驗證，一種就好。

我當了近四十年的藥物獵人，切身感受到搜尋新藥的途徑千迴百轉，或完全得碰運氣，也可能兩者皆然。專業藥物獵人就像職業撲克牌玩家：他擁有足夠的知識與能力，能在關鍵時刻讓牌局變得對自己有利，但一切仍得由洗牌的結果擺布。

雷帕黴素（rapamycin）就是一例。一九七〇年代，生物學家索倫．賽加爾（Suren Sehgal）任職於埃業斯特製藥公司（Ayerst Pharmaceuticals），他想找出一種新藥，用來治療念珠菌陰道炎與香港腳等常見的真菌感染症狀。賽加爾試了成千上萬種化合物之後，從復活島土壤微生物中發現一種新的抗真菌化合物。他把這藥命名為「雷帕黴素」，因為復活島的原住民稱這座位於太平洋的遙遠島嶼為「雷帕島」（Rapa Nui）。

賽加爾做動物測試時，發現雷帕黴素可消滅任何有害的真菌。問題是，雷帕黴素也會抑制動物的免疫系統。若想根除感染（尤其是真菌感染），免疫系統須有效運作，且搭配抗真菌藥物才行。不巧的是，這種副作用難以克服，於是公司高層主管決定放棄開發雷帕黴素。

賽加爾可不打算半途而廢。他知道還有另一種抗真菌化合物「環孢素」（cyclosporine），它的用途與雷帕黴素不同，是器官移植用藥。就像源自復活節島的雷帕黴素，環孢素也會抑制免疫系統，但這種藥物對器官移植是好事，可預防身體排斥新植入的器官。賽加爾推論，雷帕黴素或許也能成為很好的抗排斥藥物。

可惜的是，他的雇主（這時公司已與另一家合併，這麻煩的情況在我們這行屢見不鮮）並不打算研究免疫抑制用藥。新管理團隊對器官移植沒興趣，於是把賽加爾的提案束之高閣。不過，賽加爾是老鳥級的藥物獵人，很清楚大藥廠的生態：高層主管三不五時就換人做做看。賽加爾靜待時機到來。每回藥物研究主管一換，他就重新提議，想把雷帕黴素當作器官移植用藥來測試。

在高層換了三、四次之後，賽加爾惹毛了上司。主管覺得他老是嘮叨著雞毛蒜皮的沒用計畫，真是沒完沒了，於是叫他把復活島黴菌拿來，扔到滅菌釜，按下消毒開關便是。這一按，恐怕就永遠殺死這微生物了，賽加爾的器官移植藥大夢也將隨之破滅——至少他主管巴不得如此。賽加爾確實依照主管的要求做了，只是也悄悄藏了一些起來，帶回家放在冰箱，說不定雷帕黴素就塞在小牛排和冷凍豆子之間。

不過，賽加爾賭對了。不出所料，高層再度更替，主管不久就換人。賽加爾又提出以雷帕黴素當作抗排斥藥物的計畫，這回總算遊說成功。新主管核可原已束之高閣的計畫。賽加爾從廚房冰箱翻找出這黴菌，重新製藥，之後做器官移植的動物測試……成功！最後，他又做器官移植的病人測試……非常成功！在賽加爾發現雷帕黴素差不多二十年後，這種源自復活島的抗真菌藥物終於在一九九九年由美國藥物暨食品管理局（以下簡稱ＦＤＡ）核准，成為免疫抑制劑用藥。如今雷帕黴素是最常用的抗排斥藥物之一，也用來包覆在冠狀動脈的支架上，延長支架壽命。原本要用來治療香港腳與念珠菌感染的藥物，搖身一變，結局令人意想不到。

但或許這也不是什麼讓人太意外的事。我大半輩子在尋找新藥，深知唯一說得準的是：身為藥物獵人，最後抓到的獵物往往不是當初追蹤的那隻。我的同行多畢業於一流研究型大學，進入高科技設備的實驗室之後，許多人終身在生物活性分子的迷宮裡摸索，卻始終沒能找到可改善人體健康、安全又有效的新化合物。

我的藥理學教授是醫學博士，他曾說，病人求醫時，有九成五的機會無法從醫師那裡得到實際的幫助。在多數案例中，病人的身體無須醫師介入便能自行康復，或無藥可治，醫師根本束手無策。他認為，醫師只有百分之五的機會能為病人帶來明顯不同的結果。這機率看似很低，但比起藥物獵人已經很不錯了。

科學家尋找藥物的計畫，僅有百分之五會得到高層的經費，其中更僅有百分之二可製造出FDA核准的藥品。這表示，尋找藥物的科學家只有百分之零點一的機率可創造不同。事實上，新藥搜尋的難度之高，已成為製藥業的危機。由於開發新藥的研究極昂貴（每種FDA核准的藥物平均耗資一百五十億美元，耗時十四年），投入大量努力仍可能徒勞無功，這令大藥廠苦惱不已。最近輝瑞藥廠的高層告訴我，他們考慮完全放棄尋找新藥的事業，改以收購替代：他們寧願花錢買其他人發明的藥。瞧，尋找新藥的任務太艱鉅，就連歷史悠久、人才濟濟、財力最雄厚的製藥廠——甚至是全球最大的製藥廠都寧可交給他人代勞。

那麼，為什麼尋找新藥的「困難度」這麼高，甚至比登陸月球或設計原子彈還難得多？登月任務與曼哈頓計畫都可使用已確認的等式、工程原理與數學公式。那的確需要龐大繁瑣的努力，但至少研究者的科研路徑很明確，還有數學可為指引。發射太空船到月球的工程師清楚掌握地球與月球之間的距離，也知道需要多少燃料才能抵達。曼哈頓計畫的科學家亦知道，只要依據 $E=mc^2$ 的公式，物質即可轉換為足以摧毀城市的能量。

相對地，設計新藥的核心挑戰是，待試誤法篩選的化合物數量多不可數，又沒有任何已知等式或公式的輔助。不同於工程師在置放大梁之前就知道橋梁的承重，在人類受試者真正服藥前，藥物獵人並不太確定某種藥是否真能發揮效用。

一九九〇年代中期，汽巴嘉基（Ciba-Geigy，現為諾華製藥）計算過世上可能成為藥物的化合物數量：3×10^{62}。說到數字規模，有些數字很大，有些更巨大，有些根本是大到難以想像與理解，根本和無窮大差不多。3×10^{62} 就屬於最後一個範疇。就算你能每秒鐘測試一千種化合物，看看它們能否成為某種疾病的有效用藥（比如乳癌），但到了太陽耗盡光與熱能的那天，我們還是無法測試完乳癌藥物的所有可能性。

阿根廷盲眼作家波赫士曾說過一則故事，我認為這完全反映出藥物研發的核心。在〈巴別塔圖書館〉（The Library of Babel）這故事中，波赫士把世界想像成圖書館，裡頭有數不清的六角形房間，往四面八方永無止境延伸。每一間房間都擺滿了書，每本書中的字母隨機排列，沒有兩本書的內容相同。有時候純因機率，書頁間會出現可讀的句子，例如「山中有黃金」。但正如波赫士所言，「在每一行有邏輯或清楚的訊息之間，都有更多吵雜、無意義與不連貫的文字」。

無論如何，這圖書館一定會碰巧出現某些書，裡頭的文字是可讀的，蘊藏著能改變人生的智慧。這些書籍就稱為「辯白書」（Vindications）。在波赫士的想像中，被稱為圖書館員的孤獨研究者在圖書館中永無止境地遊走，盼能找到辯白書。多數圖書館員在無邊無際的六角形中行走，且徒勞無功，一輩子除了毫無意義的書籍之外，沒有碰到任何東西。但波赫士也說，有些圖書館員憑著好運或堅強的意志力，還是找到了一本辯白書。

同樣地，假若有一座巨大的化合物圖書館，或許館內某處就有潛在可用藥物。有些分子的排列能安全摧毀卵巢癌；另一種能遏止阿茲海默症腐蝕心智；還有一種則可治療愛滋病。說不定這些分子根本不存在，但我們根本沒有任何方法可以確定。現代藥物獵人就像波赫士筆下的巴別塔圖書館館員，永遠在追尋能改變生命的化合物，也永遠在壓抑沒說出口的恐懼——辯白之藥可能永遠找不到。

說到底，問題就在人體。我們的生理活動不像火箭推進或核分裂那樣，並非一個封閉、明確的系統。人體是開放、難以測量而顯得神祕無比的分子系統，各個構成部位之間有無數不確定的關係。此外，每個人的身體各有不同結構與動態，因而更加紛繁難解。我們只了解人體生理的一小部分，多數基本分子組成究竟如何運作，我們尚無法解讀。更複雜的是，人人有各自獨特的基因與生理架構，因此每個人的身體運作多多少少有差異。令人氣餒的是，雖然我們對於細胞、組織與器官的理解已突飛猛進，仍無法在事前精準預測化合物與活體內的某種分子會如何互動。我們甚至無法確知某疾病是否具有藥理學家所稱的「可成藥（druggable）蛋白質」或是「可成藥標靶」——亦即可用化學藥劑影響的特定蛋白質。

有療效的藥物研發需具備兩項要素：正確的化合物（藥品）與正確的目標（可成藥蛋白質）。藥物就像鑰匙，可打開蛋白質之鎖，並啟動生理引擎。如果科學家想以特定方式刻意影響一個人的健康（例如減輕憂鬱、止癢、治療食物中毒，或產生任何有益健康的效果），須先辨識影響人體生理過程的標靶蛋白質，或逆向操作，去干預病原體的生理過程。

舉例來說，立普妥（Lipitor）是對「羥甲基戊二酸單醯輔酶 A」（HMG-CoA）還原酶起作用，這種蛋白質會控制人體合成膽固醇的速度。相對地，盤尼西林（penicillin）則會關閉「肽聚糖轉肽酶」（peptidoglycan transpeptidase），細菌在合成不可或缺的細胞壁時，會需要這種蛋白質。不過，要找到能轉動蛋白質之鎖的藥物鑰匙……套句哈姆雷特的話：唉，這就是問題所在！這是藥物獵人最畏懼的挑戰。藥物獵人（例如賽加爾）得靠著不屈不撓的決心，或是天大的好運，發揮個人才情或眾志成城，或許才有微乎其微的機率找到解藥。

藥物獵人以「篩選」（screening）一詞，說明在化合物圖書館中的系統搜尋過程。史前的篩選方式，是把所碰到的每種新莓果或葉子摘下來嗅聞、塗抹或吞服。先人經過不知多麼漫長的時光，在大自然中隨機嚐百草，一直到一八四七年，才有人用理性的科學篩選法找到新藥物。當時醫師用乙醚（ether）當作手術麻醉劑，因此他們推斷可能有類似乙醚、效果卻較好的替代化合物。乙醚有幾種明顯的缺失，例如對病人的肺部不好，還容易爆炸。醫師知道，沒有這些缺點的麻醉劑若上市，將有很大的臨床價值。

乙醚是容易揮發的有機液體，因此蘇格蘭醫師詹姆斯·楊·辛普森（James Young Simpson, 1811~1870）與兩名同事決定測試所有能找到的揮發性有機液體。他們的篩選過程挺簡單的：打開某種測試液體的瓶蓋，吸入它揮發的氣體。若什麼事情都沒發生，就把這液體標示為「無作用」（inactive）。如果醒來時是躺在地上的，則在樣本上標示「有作用」（active）。

當然，這種篩選報告絕不符合現代實驗室的安全標準。比方說，苯（benzene）就是當時很容易取得的揮發性有機液體，辛普森肯定試過這種化合物。現在我們知道苯是致癌物，吸入苯的揮發氣體可能對卵巢或睪丸造成長期傷害，而當時並不知情。

儘管辛普森和同事的篩選方式粗糙，他們仍在一八四七年十一月四日晚上測試了氯仿（chloroform）。三個大男人吸入了這種化學物質後覺得歡欣，但不久就倒地不起，失去意識。他們在幾個小時後醒來，辛普森於是明白，他們發現了一種有作用的藥物樣本。

辛普森為了確認這項發現，堅持要姪女佩特莉小姐（Miss Petrie）在他監督下吸入氯仿。這女孩昏厥了，幸好最後有醒來，因為如今我們知道氯仿是很強力的心血管鎮定劑，用來當手術麻醉藥的致死率很高。雖然危險重重，但辛普森在客廳嗅著一種接一種的化學物質後，發現了十九世紀的暢銷藥。如今這種找到新藥的故事已經不太可能重演，但也未必如此。在一九八〇年代，我就曾嘗試在福斯小巴的後車廂翻揀新藥。

若以為我是穿著紮染衣服，耽溺於迷幻藥效果的那種人，那你就錯了。但我懂那意思，誰會在檸檬綠的福斯小巴裡，以不知名的藥物解悶呢？我早年曾加入藥廠的抗生素團隊。當時的常見做法，就是篩選生活在土壤中的微生物，看能不能找到新抗生素。我向來時時注意可能藏著藥學報酬的新土壤——要帶來商業報酬的那種。當時我真心期盼能挖到寶。

某個週末，我自願前往美國東岸的德瑪瓦半島（Delmarva Peninsula）出差，到奇沙比克灣（Chesapeake Bay）去篩選土壤樣本。我駕著「行動實驗室」出發，那是裝設了水槽與本生燈的福斯小巴。由於我的團隊剛發現一種新抗生素「單環內醯胺類」（monobactam），我還把行動實驗室命名為「單環內醯胺號」。

我找妻子同行，跟她說要到海灘做做日光浴。後來，我卻要她在鄉間海岸當司機，我則窩在後車廂，三不五時就突然要她停車，讓我衝下車裝幾包土。至於沒開車、沒在挖潮濕惡臭的泥土時，我就稀釋樣本，將它們一一放進培養皿中。妻子當然很不高興。這個週末對我倆來說都糟糕透頂，因為我星期一回到實驗室測試樣本時，每一份都是「沒作用」。我妻子則說，如果不希望我們的婚姻被標示為「沒作用」，下一趟公路之旅務必要多安排些日光浴行程，絕不准再篩選泥土。

別人知道我是藥物獵人時，常問我以下三個問題中的至少一個，且經常語帶諷刺：

- 為什麼我的藥那麼貴？
- 為什麼我的藥出現那麼糟的副作用？
- 為什麼我或我愛的人所罹患的疾病無藥可醫？

我寫這本書的緣由之一，就是要回答這些問題。其實以上三個問題的答案，都和尋找藥物是困難得令人沮喪的事實有關（至少目前情況如此）。當代開發藥物的每一種方式，在關鍵點時都得仰賴試誤法，一邊試誤一邊篩選潛在藥物，就和尼安德塔人在原野漫遊時一樣。我們對人類生物學的知識仍不足以建立理論與法則，唯有理性才能引導我們找到那些求之不得、有益健康的分子化合物。

但開始著手寫這本書時，我領悟到有更深刻的課題值得與讀者分享。這些課題說明了人類健康與科學極限，以及充滿勇氣、創意與啟發人心的冒險又有多麼重要。在接下來的章節中，我會分享從古早石器時代到今日大藥廠的人類製藥史，一同回顧壯闊的尋藥之旅。我也會依照時間先後順序，列出在幾乎永無邊際的化學圖書館中，人類是如何尋找隱藏在其間、難以捉摸的藥劑及處方。我盡量以大眾讀者也能輕鬆理解的方式書寫，把側重技術性的觀察放在本書最後的附錄2。附錄2也包括有趣的事件細節與軼聞，只是與全書整體節奏不那麼搭調。我會訴說優秀藥物獵人的故事，他們在這趟史詩般的冒險之旅中，憑著直覺、創新、堅毅與出奇的好運，找到了辯白書。沿途中，我們會看他們提出了哪些課題，對未來的人類健康又有什麼意義？什麼因素成就了史上最成功的藥物獵人，使他一舉發現能改變世界的藥物？從個人或從社會層面來看，我們能做些什麼，提升找到迫切藥物的機率？

除了遠大宗旨，我得承認，我也有微不足道的個人目標。最初激發我坐下來寫書的動機很單純，我期盼以平實的方式，說明當個職業藥物獵人是怎麼回事。

第一章

連穴居人也會的試藥任務

不可思議的藥物起源

「在上帝恩賜人類的所有藥物中，最普遍、最有效的莫過於鴉片。」
——十七世紀英國醫師，近代臨床醫學之父湯瑪斯・席登漢
（Thomas Sydenham, 1624~1689）

人類的史前祖先有多得不得了的超自然信仰。過去有人認為，用花朵做出的藥水能讓人隱形，躲過敵人的長矛。也有人相信，若將樹枝磨粉，吸入後即可讓你聽到鄰居的想法。還有人秉持另一種同樣不可思議的想法：使用從植物糾結的根部提煉而成的惡臭混合物，可治療疾病。

如今我們認為，化學物質能讓人隱形或產生心電感應只是無稽之談，卻不覺得從大自然中找到藥物有何誇張。事實上，我們認為大自然的確充滿豐富的藥方。然而，為什麼藥草這一觀念，不像靠植物得到心電感應能力那麼離譜？想一想，為什麼在泥濘沼澤中找到的惡臭樹皮汁液，能讓智人舒緩關節炎、幫助消化，甚至降血壓？

當然，有些人認為世界本來就是為了幫助人類而存在，慷慨的神祇之所以創造地球上形形色色的動植物，皆是為了滋養蒙受神恩的人類。這些人或許會推論，柳樹汁液能舒緩頭痛，或是毛

地黃葉能緩解心臟病，全是上蒼的旨意。但若我們相信演化生物學的原理，或許就會更驚訝，甚至不解為什麼眾多人類以外的物種能產生有益人類健康的化合物。

人類一開始是受到何種刺激，才會去劫掠自然之母（Mother Nature）架子上枝葉繁茂的植物？這股動力是不是也驅使他們去尋找萬能粉末，或有透視能力的藥水？答案恐怕無法得知。但我們確實知道，原始人類已經懂得摘下最有效的藥草，就像奧茲冰人能找到抗寄生蟲的真菌。

植物裡的物質能殺死寄生蟲甚至細菌，或許並不是難以想像的事，畢竟許多生物都帶毒素，能用來對抗感染。但植物會不會也能鎮痛、治療痤瘡（即青春痘、面皰）？植物會不會有更特殊的功效，能改善情緒、強化知覺呢？現代人已習慣到附近藥房[1]，從一排排五顏六色的藥丸與糖漿中挑選所需，因此很難體會植物多麼神奇、多麼奇怪。但如果告訴你，吃了某種灌木的漿果就能在水底下呼吸呢？這種漿果當然不存在，只是，植物界竟能產生對動物身體有益的化合物，且在動物體內與在植物體內的作用毫不相同，這的確值得懷疑與驚訝。

史前人類能以某些方式找出大自然藥物，並善加運用，雖然他們對這類藥物的認知帶有神祕與魔法色彩。但值得注意的是，某些石器時代的藥物禁得起時間考驗，如今仍廣為使用。鴉片就是如此。鴉片堪稱人類最古老的藥物，若追溯起鴉片的歷史，便能看出大自然的藥物多麼令人費

1 譯註：原文是沃爾格林（Walgreens），美國最大連鎖藥局，這裡考量中文讀者的熟悉程度，改譯為「藥房」。

解，而人類尋找藥物的過程又多令人佩服。

若把酒精歸類為飲料，那麼最古老的藥物就是西方社會的每個人都曾嚐過的東西——罌粟酊（the tincture of poppy）。乙醯氨基酚（percocet）、嗎啡（morphine）、可待因（codeine）、羥二氫可待因酮（oxycodone）及海洛因（heroin），皆衍生自罌粟（*Papaver somniferum*）。這種野生植物有著色彩鮮豔的花朵，在小亞細亞很常見。鴉片是罌粟的活性成分，而鴉片的藥物使用史之所以如此悠久，原因在於容易提煉：將罌粟未成熟的果實刮下，收集流出的汁液，乾燥後再磨成粉——好了，成分很純的鴉片完成了。

早在西元前三四〇〇年，蘇美人就使用鴉片，並稱之為「Hul Gil」，意思是「快樂植物」。蘇美人將罌粟帶愉悅效果的知識傳給亞述人，之後再傳給巴比倫人與埃及人。目前已知最早提到罌粟汁的文獻，是西元前三世紀的希臘哲學家、植物學家泰奧弗拉斯托斯（Theophrastus）之作；而鴉片（opium）這個字源自於古希臘文的「汁」（opion）。後來，阿拉伯商人把鴉片引進亞洲，用以治療痢疾：這種疾病通常會致命，其症狀為噴射式腹瀉。而鴉片除了有麻醉之效，也有致便祕的作用。

鴉片的低水溶性是它做為藥物的一大限制。往後四千年的製程都只是將就把鴉片泡在水中，這讓許多中世紀醫師想要研發更有效的製劑。這些「配方師」可說是史上最早的藥物獵人，他們設法改良現有的藥方。配方師只憑著前科學時代粗略的化學知識、今日被視為偽科學的鍊金術，以及粗製濫造的實驗來製藥，他們開發的新混合物裡，非活性化合物通常與活性化合物一樣多。

帕拉塞爾蘇斯（Paracelsus，約1493~1541）是十六世紀的植物學家與醫師，可說是藥物配方獵人中的佼佼者。他提出新的鴉片劑配方：一種鴉片酒精溶劑。帕拉塞爾蘇斯很迷戀這製劑的效力，遂稱之為「永生之石」，後來這種製劑被改稱為鴉片酊（laudanum）。和名號改易不同，以酒精做溶劑的鴉片倒是在藥學史中近於永生，這種藥直到二十世紀仍有人使用。

另一種也以酒精為溶劑的鴉片劑稱為鴉片樟腦酊（paregoric）。它最早是在十八世紀時，由荷蘭萊頓大學（University of Leiden）的化學教授勒摩特（Le Mort，全名Jakob Le Mort, 1650~1718）調配出來。讀過維多利亞時期小說的讀者對鴉片樟腦酊應不陌生，因為在社會劇中，女主角要是被年輕英俊的男爵拒絕，就會用鴉片樟腦酊來安撫神經衰弱。鴉片樟腦酊一詞，正是源自於希臘文的「撫慰」（paregoricon）。

十八世紀還有另一種鴉片劑，稱為杜佛氏散（Dover's Powder），是一七三二年由湯瑪斯・杜佛（Thomas Dover, 1660~1742）發明。科學家知道杜佛是藥理學家先驅，但是一般人反倒對他的冒險事蹟比較熟悉。杜佛在劍橋大學習醫，後來定居於英國港口都市布里斯托，五十歲時加入武裝民船前往南極冰洋冒險。一七〇九年，這群遠征者登上智利外海的荒島——不過杜佛與同行者隨即發現這島嶼並非無人島。在四年前的一場船難中，唯一倖存的蘇格蘭水手亞歷山大・塞爾科克（Alexander Selkirk, 1676~1721）就住在這裡。塞爾科克回國之後成為名人，作家丹尼爾・笛福（Daniel Defoe, 1660~1731）便是以他為靈感，寫下《魯賓遜漂流記》（*Robinson Crusoe*）。杜佛回英國後，發明了杜佛氏散，它呈現米白色粗顆粒狀，裡頭有等量的鴉片與吐根酊

（ipecac，過去曾是咳嗽糖漿的原料）。身為塞爾科克的救命恩人，杜佛名氣扶搖直上，對他的新藥銷量很有幫助。

鴉片是由許多不同化合物構成的複雜混合物，包括菲（phenanthrene，包含常見的嗎啡及可待因等鎮痛藥）與苄基異喹啉類（benzylisoquinoline，例如罌粟鹼〔papaverine〕，過去曾用來治療血管痙攣的藥物）。古早以前的配方是用水來溶解鴉片，製劑中成分可能只含百分之十的嗎啡、百分之零點五的可待因、百分之零點二的蒂巴因（thebaine，一種鴉片類藥物，本身缺乏臨床功效，但可當成羥二氫可待因酮等其他鴉片類藥物的化合啟動劑）。一八二六年，年輕德國藥師弗里德里希·史特納（Friedrich Sertürner, 1783~1841）率先離析出鴉片的純活性成分。他依照希臘的夢神墨菲斯（Morpheus）的名字，將這種化學物質命名為「嗎啡」（morphine），這便促成了現代鴉片劑的誕生及濫用。

一八二七年，德國達姆城（Darmstadt）的天使藥房（Engel-Apotheke）開始商業化生產史特納的嗎啡。天使藥房的老闆是艾曼紐·默克（Emanuel Merck），而這間藥房是在一六八八年，由艾曼紐的祖先費德里希·約考布·默克（Friedrich Jacob Merck）所創辦。天使藥房靠著嗎啡的強勁銷售力道快速擴張，後來成為默克製藥公司（Merck）。默克最早向大眾行銷嗎啡時曾吹噓它優於鴉片，不久之後，嗎啡上癮的現象就比鴉片上癮還普遍。

一八九七年，德國拜耳公司（Bayer Company）的研究人員使用新的合成化學法，創造出新版本的嗎啡，命名為「海洛因」（heroin），盼這種藥物在治病時能有「英雄式功效」。如今我們知道，海洛因無法有效治療任何疾病，更遑論「英雄式功效」。拜耳公司最初向大眾推銷海洛因時還聲稱有止咳功效，甚至荒謬地宣稱海洛因可「治療嗎啡上癮，且無成癮問題」。十九世紀的西爾斯公司（Sears Roebuck）還曾在郵購目錄上兜售一種方便攜帶的海洛因隨身包：一支針筒、兩針頭、兩小瓶拜耳海洛因及攜帶盒——只要區區一點五美元。

後來科學家終於發現，人體會把海洛因代謝成幾種分子較小的化合物，其中包括嗎啡，這表示海洛因根本無法治療嗎啡上癮，而是直接取代嗎啡。海洛因雖然可以分解成嗎啡，但兩種化合物卻有重要差異：海洛因對使用者的精神刺激較強，帶來的欣快感比嗎啡更強烈，因此更容易上癮。嗎啡上癮者用藥是為了免除戒斷問題，但海洛因成癮者用藥卻是為了獲得快感，讓所有不好的事情煙消雲散——至少在藥效褪去之前是如此——只是，之後糟糕的情況又會回來，甚至變本加厲。大家後來發現，拜耳公司其實讓鴉片劑上癮的問題更加惡化，公司便遭到媒體撻伐，這也成為現代製藥業最早的公關災難。

數個世紀以來，鴉片劑究竟如何產生鎮痛效果，仍是一大科學謎團。罌粟的鎮咳功效或致癮性，顯然不是演化之手推動的。即使一九七〇年代神經科學開始發展之後，人們仍然不理解為何中亞的一種草本植物能讓大腦如此狂喜。終於在一九七五年，蘇格蘭亞伯丁大學（University of Aberdeen）與美國巴爾的摩約翰霍普金斯大學（Johns Hopkins University）的兩組科學家，分別解開這神經化學之謎。

他們發現，鴉片劑會對神經元的特化受體起作用，這種受體稱為腦內啡受體（endorphin

receptor）。發現這些受體的其中一人為艾瑞克．賽蒙（Eric Simon），他發明「腦內啡」（endorphin）一詞，當作內生性嗎啡（endogenous morphine）的縮寫，意思是「人體自然生成的嗎啡」。腦內啡是腦下垂體（pituitary gland）與下視丘（hypothalamus）自然分泌的激素，會產生幸福感，也能減輕疼痛感。激素與腦內啡受體結合，便能產生效果。人體有九種不同的腦內啡受體，而每一種鴉片化合物各以不同模式，和這九種受體產生作用。每種化合物啟動受體的獨特模式，便會決定產生何種生理效果，例如愉悅、止痛、鎮定、便祕等等。當鴉片化合物與特定的腦內啡受體結合後，受體就會傳達訊號給神經元，使其產生其他分子化合物，進而啟動大腦迴路，產生愉悅感與止痛效果。

即使鴉片對人類神經系統的作用已得到解釋，但自古以來的疑問仍懸而未解：為什麼花會產生這些能混淆大腦的化合物？現在科學家已提出很好的答案。多數植物經過漫長時光，演化出自我防禦的毒素，以免被昆蟲與動物吃掉。動物與昆蟲也演化出其他反制之道，以免受到植物毒素傷害，例如肝臟酵素可降解毒素，或發展出血腦屏障，避免毒素進入中樞神經系統。在動物界與植物界永無止境的軍備競爭之下，植物化合物是生物界生死鬥一路發展下來的產物。科學家推測，罌粟的鴉片化合物是要演化成能抵抗昆蟲的神經毒素。

不過，罌粟的鴉片劑只是二流毒素，它固然會改變甲蟲與幼蟲的行為，但其他植物的毒素更致命，番木鱉鹼（strychnine）就是一例。毒藥番木鱉鹼能引發肌肉抽搐，進而導致窒息。不過，雖說是二流，鴉片劑的「毒素」已足以保護罌粟不遭蟲咬，使罌粟得以活到二十一世紀。

罌粟演化出鴉片劑，削弱對這種毒素敏感的害蟲威力，而在此同時，哺乳類走上了截然不同的演化之路，神經元裡演化出阻擋疼痛的受體——這種受體恰好會對鴉片化合物有反應。罌粟中製造鴉片劑的植物化學系統，和動物對鴉片劑起反應的系統完全不一樣。光從統計機率來看，植物的粗糙驅蟲劑，其原子排列極不可能也成為哺乳類複雜大腦的疼痛調控因子。但總之大自然從巴別塔製藥圖書館中選出了一本化學書，同時處理兩種截然不同的任務。

喜歡找樂子的新石器時代人類祖先，無意間發現罌粟花乳汁的美好效果後，便開始從最愉悅醉人的罌粟中挑出種子。經過數萬年的人擇，如今各種現代罌粟品種可說是一座座的鴉片工廠，其效力已比人類祖先在中亞乾草原上發現的原始種強了好幾倍。研究顯示，若透過選擇性育種（selective breeding），只要區區幾個世代，即可大幅提升植物中的藥理活性成分的效價。大麻就是一例。若以活性成分四氫大麻酚（THC）的濃度來看，如今大麻屬植物的迷幻藥效力，是一九六九年在胡士托音樂節（Woodstock Festival）參加者所抽大麻的七倍。

鴉片對人類大腦的效果無法一概而論，但其影響之所以如此重要，多少是因為人類只要攝取任何從植物中找到的化合物，恐怕都沒什麼好事。若隨意咀嚼一種葉子、根或莓果，你十之八九會不舒服。目前已知的三十萬種植物中，僅有百分之五可食。世界上可以吃的食物中，百分之七十五是取自十二種植物與五種動物。然而，這本史前藥物獵人所發現的辯白書，卻是一種會影響心智的植物麻醉藥，且成了人類史上最暢銷的藥物。光是在二〇一一年，醫師就開了超過一億三千萬份的維可汀（Vicodin，從可待因衍生的鴉片類藥物）處方，比當年度任何藥物還多。

雖然鴉片劑在商業上獲得巨大的成功，但若想要獲利更多，恐怕得等藥物獵人合成出比大自然鴉片劑更厲害的替代品。理想的止痛藥會是（一）不成癮、（二）非鎮靜劑、（三）能減輕最折騰人的疼痛。雖然鴉片劑是目前最強力的鎮痛劑，卻會造成身心成癮，引發疲憊與便祕。即使劑量不特別高，也可能導致呼吸中止與死亡。相對地，阿斯匹靈（aspirin）與布洛芬（ibuprofen）等非類固醇消炎止痛藥（NSAID）既不會成癮，也不是鎮靜劑，幾乎沒有致死風險，可說是一大進展，只不過無法治療嚴重或折騰人的劇痛。

我任職於惠氏藥廠（Wyeth）時，有一群研究人員專門開發更好的止痛藥，這也是所有大藥廠的共同目標。大部分的止痛藥研究計畫的重點，在於把某種和疼痛刺激傳輸有關的神經元離子通道阻隔起來。惠氏最有意思的一條研究路線，靈感來自於一種奇妙卻不幸的病患。他們承受一種極為罕見的病症——先天性無痛症（congenital insensitivity to pain）。這些病患的體內有一種基因，負責將神經元中的電壓門控型鈉離子通道Nav1.7編碼，而先天性無痛症的起因，就是這種基因突變。缺少這離子通道的人不會感覺到疼痛。聽起來很棒，但缺乏痛感的人在日常活動中很容易受傷，例如把手放進沸騰的水中，或讓磚塊掉落到自己的腳上——在他們的感覺中，那些行為就像把頭靠在枕頭上差不多。開發中國家的無痛症患者通常活不久，但在西方社會，若病患家屬能給予全天候的保護，避免患者意外受傷，則病患常可活到成年。

惠氏藥廠的研究者明白，若能仿效Nav1.7離子通道的突變，則可望創造出能克服任何程度疼痛的藥物。然而藥物搜尋總是知易行難，惠氏止痛藥團隊投入成千上萬的工時與數百萬經費，經過數十年，這計畫仍做不出任何一種FDA核准的藥物。不成癮、非鎮靜性的強力止痛藥依舊是場一廂情願的美夢。在我撰寫本文時，最好的止痛藥仍是最古老的止痛藥。

罌粟中的高效能止痛藥，完全是碰巧遇上的。不過，即使最堅信科學的觀察者也不得不承認，減緩人類痛苦最有效的方式，竟藏在絲絨般的漂亮花瓣下，實在是宇宙中最巧妙的事。

第二章

金瓊伯爵夫人的異國退燒藥

植物藥物圖書館

「這種植物滋味辛辣，藥效強……將新鮮榨取的植物汁液與蜂蜜及酒調成飲品，可對抗憂鬱，亦可眼清目明、強心潤肺、暖胃清膽，定期促進腸部蠕動。」

——中世紀本篤會修女聖賀德佳・馮賓根（Hildegard von Bingen, 1098~1179）談苦艾（absinthe），摘自《博物學》（*Physica*），約西元一一二五年

醫師向來分為兩種。一種是執業醫師（例如一般醫療醫師或腦外科醫師），專為病人提供有效的治療，另一種則是醫學研究者，他們想藉新發現造福眾生。如今絕大部分醫學研究者是分子醫學生物學家——通常是在基因體學（genomic）的領域中尋找新療法的醫學博士。但在文藝復興時期之前，醫學研究者往往是植物學家-醫師。為什麼？因為幾乎所有的新藥，都是從充滿葉綠素的植物界發現的。

在人類文明的最初一萬年，藥理學基本上是植物學研究中的一個分支。這段藥物搜尋時期或許可稱為「植物時代」。植物界五花八門的標本，無論是花、根、子、樹皮、汁液、青苔、海草，都被視為是上帝的藥典，可供人類採收、去皮、研磨，再煮成有益健康的補藥。英文的

「藥」（drug）正是衍生自古法文的「乾燥藥草」（drogue）。想要發現新的藥膏，不僅得了解人類疾病，也需具備專業的植物知識。因此打從歷史一開始到十八世紀，大部分藥物都是植物學家－醫師發現的。早期在植物界尋找藥物的獵人中，最受敬重者應是一位生於德意志地區的天才——瓦勒留．科達斯（Valerius Cordus, 1515~1544）。

科達斯在一五一五年出生於德意志地區的黑森邦（Hesse），父親是醫師，舅舅是藥劑師。他小時候便曾跟隨舅舅到德國北方的原野探險，目的是尋找藥物。採集藥用植物的同時，舅舅也會教他如何將收集來的眾多植物樣品蒸餾成藥水，或者做成藥膏。在科達斯的時代，藥房都有著鍊金術的色彩，穿鑿附會的萬能藥和治療胯下皮疹的藥粉一樣普遍。後來，科達斯前往學術氣氛濃厚的維滕貝格（Wittenberg）就讀大學，在研究藥劑學時，他對迷信或詮釋神諭沒有興趣，反而堅持要詳細觀察，並注重可驗證的結果。

科達斯仍在學時，就能熟練傳授以古希臘知名藥師戴奧科里斯（Dioscorides）為主題的課程。戴奧科里斯是個活躍於西元五〇年左右的植物學家－醫師，曾寫下五冊草藥百科全書《藥物論》（*De Materia Medica*）。這部藥學巨著鉅細靡遺地記錄了古代所有藥物相關知識，蒐羅近千種不同藥物。戴奧科里斯的專論成書之後一千五百年都是歐洲醫師用藥指南，時間之長，令人咋舌——這並非因為《藥物論》精準明確，而是沒有人努力修訂這部著作。

科達斯所講授的戴奧科里斯課程很受重視，連教授也來聽講。這在當時是很罕見的現象，何況科達斯才二十出頭。雖然科達斯稱讚《藥物論》，但也主張歐洲人應擺脫過時思想，建立一部當代醫學手冊。科達斯為了達成這項新任務，在離開大學之後便投入兩項工作中：他在世界各地尋找有希望成為新藥的新植物，此外，他也動手撰寫新藥典。他有一分證據，說一分話，不再仰賴傳統。

一五四三年，年僅二十八歲的科達斯出版《藥典》（*Dispensatorium*）。這部劃時代之作是藥理學的第一部重要著作，裡頭不再提超自然與神祕傳說，而是聚焦植物特性與製劑的實證知識。《藥典》列舉了超過兩百二十五種藥用植物，包括沒藥（myrrh）、番紅花（crocus）、肉桂（cinnamon）、胡椒（piperis）、苦艾、阿拉伯膠（gum Arabic）、菖蒲（calamus）、樟腦（camphor）、小豆蔻（cardamom）、黃瓜（cucumeris）、瓜類（citrulli）、紫黃屬（margaritarum）、玫瑰、大茴香（anise）與香樹脂（balsam）。《藥典》詳細觀察各式各樣的花朵，對於植物學的貢獻不亞於對藥理學科學化的貢獻。在接下來的一個世紀，科達斯徹底開創新局的新藥典成了最廣為使用的藥學手冊。

不過，科達斯不滿足於已知的藥物知識。他一心一意發掘新藥。他深受童年隨舅舅遠征的影響，於是踏上陌生偏鄉，想發現新植物，為藥學專書擴充內容。他也開始探索化學。當時的化學是一門新興領域，較接近神祕的鍊金術，而非實證科學。不過，科達斯再次展現了與眾不同之處：他的觀察一絲不苟，只記錄可重複操作（驗證）的結果。

身為藥物獵人，科達斯多半在植物圖書館尋找辯白書。但他也是配方師，會設法以新興的化學技術設計新藥。科達斯最大的成就之一，在於提出部分開發中國家目前仍在使用的藥物——乙醚。雖然科達斯並非第一個發現乙醚的人（他稱之為「硫」〔sulphur〕或「礬」〔vitriol〕），但他無疑是率先提出可靠描述的人，而且也記下硫酸與穀類酒精合成乙醚的過程。他有條理地描述「酸礬油」與「甜礬油」這兩種物質的化學特性（後者日後發展成現代乙醚），包括揮發性高且容易爆炸等缺點。他所有的研究最終都是療效導向。他詳盡寫下甜礬油的用藥效果，包括能促進黏液分泌，減緩乾咳等。下一章會回來談乙醚，看看這種藥物為何促成了現代製藥業的演進。

那麼，文藝復興時代的藥物獵人過著什麼樣的生活？很遺憾，他們的人生可能很短暫，還以悲劇收場。一五四四年，科達斯前往蚊蚋叢生的佛羅倫斯與比薩沼澤探險，抱著雄心壯志，要在爛泥中找到新的植物。當他帶著收穫回到羅馬後，就因瘧疾發作，不幸命喪黃泉——他壯志未酬，年僅二十九歲。他去世時，已對三大科學領域帶來直接影響：植物學、化學與藥理學。他的墓誌銘上寫著：「瓦勒留・科達斯，雖然英年早逝，卻向人類說明大自然的運作與植物的力量。」

在哥倫布的探險之旅之後，歐洲人開始殖民新大陸，藥物獵人也把異國植物的搜尋範圍，擴大到地圖尚未繪製上去的世界彼端。其中最重要的發現，就是在玻利維亞與秘魯西部叢林找到的一種樹皮——如今我們稱之為「金雞納樹」。當地原住民克丘亞人（Quechua）把這種樹皮煮成有土味的苦茶，喝了可預防瘧疾。西班牙征服者很快把這種神奇的樹皮據為己有。奧斯定會（Augustinian）修士卡蘭查（Calancha）在一六三三年寫道：「在洛哈（Loxa）[1]鄉下，有一種當

1 編註：今厄瓜多南部的一座城市，現稱Loja。

地人稱為『發燒樹』的樹木，肉桂色的樹皮可製成藥粉。將大約兩個銀幣重量的粉製成飲料，可治療發燒與間日熱（tertian）；在利馬有神奇藥效。」

在十五世紀，「間日熱」（tertian）一詞是用來描述間斷性、體溫起起伏伏的發燒，這正是瘧疾的典型症狀。瘧疾患者發燒狀況會時好時壞，是因為導致瘧疾的寄生蟲會同時在宿主紅血球中分裂繁殖（在人體內是無性生殖）。在繁殖一回合結束之後，紅血球會裂開，所有的寄生蟲又同時湧出，入侵新的血球。在這過程中，破裂的紅血球化學碎片（那是血紅素降解後的有毒產物）進入血液之後，就會引起發燒。一旦寄生蟲成功穿透新的紅血球細胞群，發熱的情況就會緩解，而新一輪的感染循環又會開始。

據說在一六三八年，金雞納樹的樹皮曾治癒秘魯總督之妻安娜・德・金瓊伯爵夫人（Countess Anna del Chinchón）。（現代生物分類學之父卡爾・林奈〔Carl Linnaeus〕便是依照她的名字，為這種含奎寧的植物取了學名。林奈認為，金瓊夫人是第一批被這種樹皮治癒的歐洲瘧疾患者。）人們認為，伯爵夫人能康復實在是奇蹟，遂在一六三九年把金雞納樹引進西班牙。在很長一段時間，這樹皮粉被稱為「公爵夫人散」（los Polvos de al Condesa）。總督確實把大量的金雞納樹帶到西班牙，但他夫人是否真以「公爵夫人散」治療卻不清楚，或許這別稱只是公爵想出的行銷伎倆，好幫他賣掉大量的樹皮存貨。

南美洲耶穌會傳教士很有商業頭腦，旋即成為進口並四處販售金雞納樹的主力——歐洲人遂稱之為「耶穌樹皮」。不久之後，金雞納樹皮成為舊大陸的秘魯商品中最昂貴的一項貨品。然而這來自新世界的藥，卻不無爭議。

那時傳統的醫師是教條主義者，並不認同這種金雞納樹藥粉的療效，況且這藥粉也不符合古代醫師蓋倫（Galen, 129~200，古羅馬醫學家）的學說與「四體液理論」（Four Bodily Humors Theory）。他們主張，應以淨化來治療瘧疾（通常是強迫排空腸子）。教條主義者受到經驗主義者的挑戰，後者是早期理性主義者，認為應從徹底觀察與實驗確認病情，再尋求實際的醫療方式。這場爭議在歐洲延燒數十年，衍生出大量跟美洲金雞納樹皮有關的正反兩面主張。許多江湖郎中與小販就藉製藥界的不確定氛圍牟利，其中最知名的就是英國藥劑師羅伯．泰波（Robert Talbor, 1642~1681）。

泰波大力宣傳他所開發的瘧疾用藥。一六七二年，他出版《退熱藥：瘧疾病因與療法的理性描述》（*Pyretologia, A Rational Account of the Cause and Cure of Agues*），這本小書貌似科學，實際上只是他推銷自家神藥的宣傳手冊。雖然他詳加描述投藥方式，但在說明退熱藥成分時，只透露「用四種植物製作，其中兩種為異國物種，其餘為本土植物。」他推銷自己的藥物之時，就大肆警告金雞納樹皮的效果：

> 且讓我警告世人，當心所有緩解療法，尤其是耶穌粉。若由缺乏技能的人來調配，其錯誤與不當用藥所產生的嚴重後果則不堪設想，我甚至親眼看過。

泰波一心謀財，醫師請他更詳盡說明神祕膏藥成分時，他只說在透露之前，自己的努力應獲得報酬：

> 我不願將如此有用的藥物隱瞞世人良久，寧願將此特殊療法與藥品源源本本公諸於世。但在此之前，我應獲得些許蠅頭小利，如此一來，才能補償我在尋找與研究如此偉大與前所未聞的祕藥時，所付出的代價與遭受的麻煩。

他後來用退熱藥治好法王路易十四的兒子，果真獲得夢寐以求的報償。太陽王賞賜泰波「三千黃金克朗與終身俸祿」。不過，雖然許多人呼籲泰波公布其藥物成分，他卻守口如瓶。在泰波去世後一年，幾名藥師終於辨別出退熱藥的主要成分：金雞納樹皮。

又經過兩個多世紀，兩名法國藥師終於在一八二〇年，離析出金雞納樹的活性化學成分，並稱之為「奎寧」（quinine）。這種化合物對人類文明有兩大影響。首先，奎寧讓全球各地原本飽受瘧疾肆虐之處門戶洞開，成為西方殖民地，包括大範圍的南美洲、北美洲、非洲與印度等原本無法讓白人安居的地方。第二，歐洲殖民者經常攝取奎寧，後來一款極受歡迎的調酒便誕生了——琴酒加通寧水。典型的十九世紀大英帝國官員會在帝國某個遙遠據點，來到掛著蚊帳的涼廊，坐在躺椅上，令當地僕人端上琴通寧，邊喝邊欣賞夕陽。通寧水含有奎寧，但苦得難以下嚥，所以會加入琴酒，掩飾苦味。（加入大量以穀類釀製的烈酒能讓人覺得味道變好，奎寧原本滋味有多糟糕，實在可想而知。）不僅如此，奎寧不易溶於水，反而更容易溶解在酒精中。

奎寧是植物時代的最後一項重量級藥物。西班牙醫師植物學家尼古拉斯・蒙納德斯（Nicolas Monardes）在一五七四年發表長篇大論《新世界發現的好消息三書》（*The three books of joyfull newes out of the newe founde worlde*），內容提及其他逾百種可用來當作藥品的新世界植物。這串名單包括箭毒（curare）、古柯（coca，古柯鹼〔cocaine〕，原住民用來治療血腫，後來歐洲醫師用來治療許多疾病）、可可（cacao，巧克力，治療憂鬱與疲憊）、檫木（sassafras，治療發燒，包括梅毒，但是效果不彰）、側柏（arbor vitae，「生命之樹」，治療壞血病）、菸草（治療各種疾病）、蛇根、菝葜（smilax）、鐵線蕨（maiden hair fern）、朱槿（rose mallow）、癒創樹（guaiacum，治療水痘）、各種堅果（通腸）、無花果油（瀉藥）、吐根（ipecacuanha，另一種瀉藥）、阿勃勒（canafistula）、安息香（*estoraque*）、美洲香脂豆（American balsam，用來治療諸多疑難雜症）還有白色墨西哥辣椒（white jalap）。上述植物中，如今科學界仍會用到的就是奎寧、箭毒（在部分手術中當作麻醉劑）及吐根（催吐）。當然，巧克力有時被視為催情藥——有時也是憂鬱時的自我療法——但如今已不存在藥師的架上。

從許多方面來看，科達斯的短暫一生仍是藥物搜尋的轉捩點，他的事業具體呈現出藥物獵人從植物圖書館搜尋到一半，為何轉往下一個重要的藥學圖書館——合成化學圖書館。他過度認真，在沼澤荒野中犧牲生命，為藥物搜尋史最漫長的時期畫下了句點。

如今，從植物中尋找藥物的情況已不多見，因為全世界豐富的植物資源多已有人採收、去皮與詳細化驗。我在一九九〇年代任職於氰胺藥廠（Cyanamid），當時我們的藥物研發團隊決定要搜尋全球的異國植物，盼能從中發掘新的藥物。因此，我們得和專業的植物學家合作。問題是，二十世紀晚期的植物學已淪為冷門學科，美國的大學缺乏研究熱忱，我們找不到任何人有知識與興趣提供協助。（科學專業竟然這麼容易失傳，似乎頗不可思議，其實過去曾蓬勃發展的知識學門，時時都面臨存亡危機。我在普林斯頓大學念研究所時，有個科學家造訪生物系，想要看看系上收藏的雙殼貝，也就是蛤蜊與生蠔等有兩個殼的軟體動物。但系上的人對這收藏一無所知，在系主任不停查探之下，才聽職員說十年前校舍改建時，有工人發現一堆貝殼，把它們扔了。當時並未引起抗議，因為沒有人有興趣研究軟體動物。後來發現，原來普林斯頓大學的雙殼貝動物收藏，在北美曾首屈一指。）

既然在美國找不到合適的植物學家，我們轉而和烏克蘭基輔的細胞生物與基因工程研究中心（Institute of Cell Biology and Genetic Engineering）合作，這中心的植物研究仍相當活躍，遂替我們派出植物遠征隊，到全球各地的遙遠區域，包括前蘇聯（烏克蘭、俄羅斯、哈薩克、亞塞拜然、吉爾吉斯、烏茲別克）、南美、非洲（納米比亞、南非、迦納）、亞洲（中國）與巴布亞新幾內亞。基輔植物學家收集了約一萬五千種植物標本。雖然其中大量藥草、灌木與花朵皆鮮為人知，但氰胺藥廠的團隊仍找不出任何明顯有用的新化合物。經過數千年的利用，人類或許已經找完植物圖書館的辯白書了。

第三章

標準化生產的乙醚麻醉劑

工業製藥圖書館

「我今天所發現的東西，有一天將會遍布全世界。」

——美國外科醫師亨利・雅各布・畢格羅（Dr. Henry Jacob Bigelow, 1818~1890），一八四六年

雖然植物時代是藥物搜尋史上最漫長且多產的時代，但文藝復興時期後不久，新興鍊金術（更精確而言，是前科學時代的化學），已有凌駕植物學的態勢。中世紀鍊金術士心目中最高尚（也最有利可圖）的追求目標，是鍊出「賢者之石」——泛指將任何基礎元素變成貴重金屬的技藝（例如把鉛變成黃金）。在開羅古城的某猶太會堂，曾發現一份十二世紀的鍊金術手稿，裡頭就有典型配方：「把水銀、馬糞、紫黃屬、明礬、硫磺、黏土、頭髮和兩顆蛋混合，就會得到很好的銀，如果老天賞臉。」如今，我們知道這配方最關鍵的步驟「老天賞臉」，指的是核分裂或核融合反應。那時的文化對原子根本沒有概念，當然也缺乏必要的技術。另一方面，馬糞在當時仍是以訛傳訛的常見原料。

靠著糞便附聚作用與神祇介入的學門，恐怕無法促成有用的創新，而從十二世紀到十七世紀

這段平凡無奇的年代，鍊金藥物獵人幾乎未能使藥理學有所進展。他們只是提出許多藥物配方，這些配方頂多略有用，但也可能致命。眼見科達斯的藥理學終於擺脫了神祕學，轉而強調科學觀察。他的「礬油」配方可是相當可靠，遠比追尋賢者之石的拙劣製作更有革新性。

來自瑞士與德國的鍊金配方師帕拉塞爾蘇斯，是與科達斯同時代的人。他曾寫道，乙醚能讓雞昏睡「好一段時間」，且不會對雞隻造成傷害。不過，帕拉塞爾蘇斯並未想過，乙醚也可用來讓人類昏睡。同樣地，科達斯審慎實驗，耐心記錄下乙醚的幾種醫療用途，但是沒有紀錄顯示，他知道乙醚可做為麻醉劑。科達斯的乙醚配方在後續三個世紀，是醫用藥典裡的標準藥方，但卻沒有得到應有的重視，它可當作化學溶劑，也是頭痛、暈眩、癲癇、痲痺、歇斯底里、風濕病與諸多疑難雜症的用藥（想必非常沒用）。即使到了十九世紀，最有遠見的醫師對於礬油用途的想法，仍不比中世紀藥師高明到哪裡去。

一八一二年，《新英格蘭醫學雜誌》（*New England Journal of Medicine*）創刊號的第一頁，出現了乙醚的建議用途。約翰・沃倫醫師（Dr. John Warren, 1753~1815）是哈佛醫學院的創辦人之一，是當時相當德高望重的人，他在期刊創刊號發表了一篇治療心絞痛的文章。心絞痛發作時，會覺得胸口被擠壓，相當疼痛。如今我們知道心絞痛是心臟缺氧所造成，但沃倫缺乏足夠的心絞痛知識，於是他推論出一套療法如下（但未必可信）：腳泡熱水、放血、硝酸銀、惡臭樹膠、吸菸、鴉片，最後則是乙醚。

乙醚不僅是醫師推薦的心絞痛療法，到了一八三〇年，一般人都知道乙醚是娛樂性毒品。比方說，維多利亞時代衣著拘謹的富家子弟，就會在宴會中使用乙醚狂歡，只為進入痴痴傻笑的狀態。他們吸了礬油的揮發氣體之後，走起路來踉蹌歪扭，有時撞到家具，甚至昏了過去。醫師也會把乙醚當作處方，用來消毒，或當作清潔溶液、咳嗽藥的去痰劑、驅風劑（治療脹氣），更令人難以置信的是，有時還結合更有效的芳香氨醑（aromatic spirits of ammonia），以臭味刺激昏倒的人。不過，乙醚存在這麼久以來，倒是有一種醫療用途還沒被發現。

在十九世紀中葉以前，外科手術並不常見。原因之一是外科手術很危險，任何手術都難逃感染的後果，病患最後仍常難逃一死。在十九世紀晚期的疾病細菌論確立前，人們鮮少執行殺菌法。更糟的是，關於感染途徑的知識若非過於簡單，就是完全不存在，因此若非必要，不會動刀。最後一點，當時外科手術是不使用任何麻醉劑的，過程痛苦得不得了。

很難想像在沒有麻醉劑之前，外科手術究竟如何進行。不過我們可從喬治・威爾森（George Wilson）的說法中略知一二。威爾森是知名的醫學教授，在一八三四年面臨足部截肢的命運。他敘述了這難以言喻的恐怖過程：

> 我感到巨大、黑暗的恐慌，有如遭到人神遺棄，幾近絕望。恐懼席捲我的理智，戰勝我的心靈。我樂於遺忘，卻永難忘懷。手術過程不僅引起疼痛，且感知莫名敏銳，即使有經驗的病人早已告訴我會有這情況，但如今回想起來，器具擺開時多令我不寒而慄，駭人景象歷歷在目：止血器扭轉、劃下的第一刀、以手指觸摸截下的骨骼、壓在皮片上的海綿、綁起血

管、縫起皮膚、切下的肢體血淋淋放在地上。

在十九世紀上半葉，手術是緊急的醫療手段，例如透過截肢來防止壞疽奪命、將感染的膿瘡引流，或以膀胱切開術來清除結石（這是少數比手術本身更痛苦的疾病）。手術刀下的病人會痛苦扭曲，根本不可能講究細膩的下刀技術。手術要能成功，最佳策略就是速戰速決。程序愈快完成，病人就能少點疼痛，也愈不會痙攣。

十九世紀初，觀看手術的人會坐在長廊，拿出懷錶，計算手術總時間。比方說，蘇格蘭外科醫師羅伯特・李斯頓（Robert Liston, 1794~1847）在倫敦大學學院醫院（University College Hospital）動手術時，便是以手法快速馳名。他曾在一次腿部截肢手術中，匆忙間連病人的睪丸也切掉了。在另一次快速的截肢手術中，李斯頓雖然饒過病人的睪丸，卻意外切斷助理的兩根手指。後來病人與助理雙雙死於壞疽，而一名在旁觀看這場手術的人，看見李斯頓匆忙揮舞手術刀，刀子戳破了外套，還以為李斯頓被戳死，因此嚇得休克，一命嗚呼。在麻醉劑出現之前的年代，手術就是這麼危險。

由於減輕手術疼痛的需求相當迫切，醫師開始試驗諸多可能當成麻醉劑的東西。酒精、印度大麻製劑（hashish）與鴉片都曾入列，但效果差強人意。雖然這些東西可稍微讓感知遲鈍，卻不足以麻痺手術刀割開肌肉的痛楚。至於物理學的應用方法，例如把肢體放在冰中，或者用止血器使之麻木也都無法奏效。疼痛總能趁虛而入。有些外科醫師比較大膽，甚至過分到把病人掐昏，或是乾脆重擊頭部，讓病人失去意識——儘管多數醫師懷疑這樣是否利大於弊。在十九世紀外科醫師所受的訓練中，血腥就和空氣一樣稀鬆平常，病人會不停扭動與吶喊，而手術就是要快手快腳。或許正因如此，一名不屬於外科的醫師開始思考能不能無痛手術。他便是波士頓牙醫威廉．莫頓（William T. G. Morton, 1819~1868）。

一八四三年，二十四歲的莫頓娶了前國會議員的姪女伊麗莎白．惠特曼（Elizabeth Whitman）。惠特曼家世顯赫，有貴族血統的父母看不起莫頓的職業——當時牙醫的地位不比理髮師高到哪去。惠特曼夫婦雖答應女兒嫁給莫頓，但條件是，莫頓要學地位崇高許多的醫學。

一八四四年秋天，莫頓乖乖進入哈佛醫學院，這時他上了查爾斯．湯瑪斯．傑克遜醫師（Dr. Charles T. Jackson, 1805~1880）的化學課。傑克遜熟稔乙醚的藥理特性，包括麻醉效果。即使傑克遜身為優秀的執業醫師，顯然也未曾認真思考過在外科手術中使用乙醚的可能性。莫頓在傑克遜的一堂課中學到乙醚，而乙醚能讓人昏睡的強烈功用令他深感興趣，於是他以自己的寵物犬做實驗，並記錄道：

> 一八四六年春，我以美國水獵犬做實驗，把牠的頭塞進底部有硫醚（sulfuric ether）的廣口瓶……牠吸入揮發氣體，不一會兒就在我手上完全癱軟。之後，我把瓶子移開。大約過了三分鐘，牠醒過來，大聲吠叫，蹦蹦跳跳進入十呎外的水潭中。

莫頓也以母雞和幾條金魚做實驗，全都癱軟。經過幾次成功經驗，莫頓自己鼓起了勇氣，吸入這聞起來有甜味的氣體。他昏了過去，之後又完全恢復，沒發現任何明顯的不良後果。最後，莫頓認為把乙醚應用在真正病患身上的時機到了。莫頓在他的波士頓診所執行了世上第一次無痛拔牙，拔的是一名商人的爛牙。根據記載，這位感激涕零的商人名叫艾本．佛洛斯特先生（Mr. Eben Frost）：

> 傍晚時，一名男子進來，看起來疼痛不堪，想要拔牙。他說他很怕手術，因此詢問能不能先催眠。我告訴他，我有更好的東西。於是我將手帕用乙醚浸濕，交給他，讓他吸入。他幾乎馬上失去意識。當時天已黑，海頓醫師（Dr. Hayden）提著燈，而我用力拔掉這對尖齒。病人脈搏沒有什麼變化，肌肉也沒有放鬆。他一分鐘後恢復，根本不知道發生了什麼事。

一八四六年十月一日，《波士頓日報》（*Boston Daily Journal*）刊登了莫頓的神奇實驗手術過程。這事傳到亨利．畢格羅（Henry Bigelow）的耳中，他是哈佛醫學院的年輕外科醫師。畢格羅很有興趣，說服麻州總醫院（Massachusetts General Hospital）聲望卓越的外科醫師主任，為莫頓安排公開測試。這可是大事一樁，堪稱登上十九世紀醫學界的《美國偶像》選秀賽（*American Idol*）。麻州總醫院是當時全美國最受敬重的醫院，外科醫師主任是享譽全國、六十八歲的約翰・柯林斯・沃倫（John Collins Warren）。沃倫曾在父親創辦的哈佛醫學院擔任院長，也是《新英格蘭醫學雜誌》的重要推手。

這會兒突然事關重大，莫頓自知，他得承擔起極大的風險。在默默無聞的牙醫診所玩弄乙醚是一回事，畢竟沒有人對於粗魯任性的牙醫這門偽專業有多大期待。但是在醫學體系裡的菁英面前，於攸關生死的外科手術中測試藥物的性質，又是另一回事。一八四六年十月十六日，超過五十名心存懷疑的觀眾聚集在麻州總醫院手術堂，包括諸多美國頂尖外科醫師。有些人是真心好奇乙醚的效果，但大部分是想看一名江湖騙子公開出糗。

這次病患名為愛德華・吉爾伯特・亞伯（Edward Gilbert Abbott），頸部有個鼓起的巨大腫瘤。切除這腫瘤將會疼痛不堪——至少過去經驗是如此。現場有兩名壯漢護理員待命，準備和平常一樣，負責按住手腳胡亂揮舞、尖聲吶喊的病人。但是這次會不會有所不同呢？

觀眾坐在高處的成排座椅，病人被推進手術劇場。沃倫站在一旁等待。時鐘滴答滴答響，一分一秒過去，手術開始的指定時間已經過了，但莫頓沒有出現。沃倫轉身朝向觀眾說：「莫頓醫師沒來，他應該是有事。」病人咬緊牙關，外科醫師舉起手術刀。

忽然，莫頓大步走上舞臺。他遲到乃事出有因。由於過去未曾有人在外科手術中使用乙醚，因此缺乏讓乙醚穩定揮發的應用方法。莫頓一直忙著打造新儀器：一種圓底的化學燒瓶，裡面有泡過乙醚的海綿。燒瓶有兩個和銅管相連的開口，透過精巧的皮片裝置，可從一個開口中抽出乙醚海綿上方的空氣，並讓患者從另一個洞口吸氣。

沃倫後退一步說：「先生，您的病人已準備就緒。」莫頓就在沉默卻不帶同情的目光中，用他精心設計的玻璃道具來施打乙醚。病人慢慢吸了幾口揮發氣體之後，雙眼便緩緩閉上。莫頓對外科醫師說：「沃倫醫師，您的病人已準備就緒。」

手術於是展開。手術刀深深劃入病人脖子時，病人毫無反應。即使如此，他胸部緩緩起伏，顯示他還活著，且有呼吸。觀眾莫不瞠目結舌。如今，我們把麻醉劑視為理所當然，但當時的醫師肯定認為這有如魔法——某種神奇物質能讓心靈完全失去感知，然而身體的生理運作卻不受影響。這是醫學革命性的一刻，就像火藥對戰爭的影響，或是飛機為交通帶來創新。手術結束時，沃倫醫師轉身面對觀眾說：「各位先生，這絕非胡說八道。」

話一傳開之後，乙醚馬上成為每項大型手術的必備要件，需求量暴增。但是要滿足龐大的客訂需求，卻有很大的障礙。乙醚很不容易製造，這需要先進的化學調配技術，那是藥房專業之外的範疇。

自古以來，民眾都是到藥房取藥。藥房通常是小型地方商店或攤子，由單一店主經營。十七世紀，歐洲藥房率先組織化。一六一七年，英王詹姆斯一世（King James I）頒布皇家特許證給藥房協會（Worshipful Society of Apothecaries），使之成為專門調配藥劑的專業組織。不過，藥房不只販賣藥劑，還賣香料、香水、蜂蜜、染料、硝酸鉀（藥物與火藥的原料）、樟腦、安息香樹脂（可用來當作薰香、調味劑與藥品）、乳香、大茴香、續隨子與糖蜜。還有些東西比較適合放在巫婆大釜中，而不是醫師的藥箱：鹿心、蛙卵、小龍蝦眼、牛鞭、毒蛇肉、燕窩與狐油。比如在《羅密歐與茱麗葉》（*Romeo and Juliet*）中，莎士比亞對義大利文藝復興時期的藥房描述頗為知名：

> 在他空蕩蕩的店裡掛著一隻烏龜
> 鱷魚標本與其他獸皮
> 形狀怪異的魚；而貨架上
> 只有零星幾個空盒。

到了十七世紀，藥房逐漸專精於製藥。若想成為藥劑師，得先花很長的時間當個勤奮的學徒，才能成為受人信賴的專業人員。學徒見習時間長達七年，三不五時就得參與「藥草遠征」，到野外收集植物樣本，以熟悉藥用植物。要成為學徒得先懂拉丁文，也就是藥理學的國際語言。在英國，成功的學徒還得滿足藥房協會的資格：「擁有知識，知道如何選擇藥草，且能準備、分類、處理、調製藥物。」在藥師的訓練中，顯然還缺乏當時才萌芽、卻蓬勃發展的化學領域。

在莫頓公開展示乙醚效用時，美國藥房多是小型零售商店，以附近居民為顧客。藥房在製作藥品時，會各自調製常見配方，許多藥方的出處甚至最早可追溯自科達斯三百年前寫下的《藥典》。正因如此，從紐約藥房買到的鴉片，配方可能和南卡羅來納州藥房完全不同。除了基本藥物成分已有明顯差異之外，乙醚不易合成，需精通有機化學，還要用到化學的純化程序，多數藥房根本做不到。因此外科醫師發現，他們得向新興的化工產業購買乙醚，而不是仰賴藥房乙醚。藥房的乙醚成分往往很難預料，且經常買不到。

可惜外科醫師又很快發現，化學供應商的乙醚也不太穩定。若某天從某家化工製造商買了一批乙醚，一個月後再向同一家供應商買，拿到的乙醚品質卻參差不齊。更糟的是，不同供應商的乙醚也不同，最差的乙醚甚至連讓病人入睡都做不到。由於商品品質不一，醫師在使用時很難確知，多少劑量的乙醚才能確保病人無意識，又不會導致病人停止呼吸而失去性命。外科醫師需要足以信任、標準化的乙醚配方。

十九世紀中葉正是工業革命發軔之際，各行各業都有產品標準化的需求。在電力發明之前，整個國家都是靠著煤油燈照明。放眼全球，歷史上最大、最成功的企業是標準石油（Standard Oil）。這家公司能如此成功，就是因為率先讓煤油製程標準化，公司的名稱正是此意。在加州買一加侖的標準石油煤油，會和在紐約買的一模一樣。洛克斐勒公司以穩定一致的標準化產品，贏得消費者信賴，遂打敗數百家地方煤油製造商，最後壟斷整個能源市場。

一八五〇年代，乙醚需求一飛沖天，即使醫院與外科醫師需求龐大，然而藥房缺乏足夠設備，無法量產標準化的乙醚產品。不過，就像洛克斐勒想出了煤油標準化製程，另一位有企圖心的商人也白手起家，想出乙醚標準化製程，從此撐起了整個產業。

一八一九年，愛德華・羅賓森・施貴寶（Edward Robinson Squibb, 1819~1900）出生於德拉瓦州（Delaware）威明頓市（Wilmington）的貴格會家庭。一八四五年，二十六歲的施貴寶從賓州費城的傑佛遜醫學院（Jefferson Medical College）畢業，比莫頓展示乙醚早一年。他畢業後加入美國海軍，擔任船醫。施貴寶在大西洋與地中海的小型艦隊待了四年，這段期間他愈來愈擔心船員得不到良好的治療。他曾發表文章，批評飲食不夠、經常體罰，最嚴重的問題是，海軍船艦分配下來的藥物品質不佳。

施貴寶的不滿傳到了海軍的醫藥與手術局（Bureau of Medicine and Surgery），當局的回應則是，讓施貴寶在布魯克林海軍造船廠建立海軍實驗室，宗旨為製造高品質的藥物。他最早的任務是評估琳琅滿目的乙醚品牌。施貴寶請了六個月的假，回傑佛遜醫學院進修。他得學習化學合成技術，才能更了解乙醚的製造與產品標準。施貴寶一回到海軍實驗室的工作崗位上，便著手測試不同商業配方的乙醚，發現純度差異很大。他決定試著生產品質一致的乙醚，而他很快發現挑戰究竟何在。

乙醚可燃性高、容易爆炸，但是合成乙醚的過程既需要熱，也需要火。施貴寶在早期實驗時便曾發生爆炸意外，兩隻眼瞼遭燒燙傷，導致他此生在晚上睡覺時，都必須在眼睛上蓋黑布。但是在一八五四年，這位有毅力的醫師化學家取得了突破：他把明火以通過管線的蒸汽替代，大幅改善了乙醚製程。

一八五七年，布魯克林海軍實驗室的經費遭到刪減，只得關門大吉。施貴寶決定自行成立藥廠，依照自己的方式生產。他成立美國第一間藥廠，廠址就在布魯克林海軍造船廠隔壁，並將公司命名為「施貴寶父子」（E. R. Squibb and Sons）。美國內戰期間的醫療用品需求龐大，施貴寶靠著海軍人脈，順利取得軍隊合約。工廠的地點也對銷售有益。畢竟施貴寶只要過個馬路，就能到海軍造船廠談合約，再開著卡車穿過同一條街就能交貨。

待戰爭結束，施貴寶的事業蒸蒸日上。因為施貴寶公司能生產值得信賴的標準化藥物，這名聲讓施貴寶的產品在國內需求高漲。講究產品一致性的精神，也具體呈現在施貴寶的商標上：一座刻著「可靠」（reliability）的大理石山牆，下方有三根支柱，分別寫著「一致」（uniformity）、「純度」（purity）與「效力」（efficacy）。這商標直到一九八〇年代與必治妥（Bristol-Myers）合併之後才改變。

不妨思考施貴寶的商業模式和如今的製藥業有何差異。施貴寶並非販售原創或獨一無二的藥物。這間公司能打敗其他廠商，靠的是生產出一致的藥物。今天的藥廠不能靠穩定或一致性來競爭，因為現代消費者認為，在藥房貨架上找到的藥物都是標準化生產的。（想像一下，顧客若看到電視廣告驕傲聲稱：「每瓶泰諾（Tylenol）都一模一樣！」，肯定一頭霧水。）但是在植物時代，製藥產業就像社區劇院，每間藥房的藥劑師依照自己的品味與偏好來調配藥方，再賣給附近的鄰居。施貴寶率先創造出相當於好萊塢票房冠軍的藥物，不但公式化，更編派大量預算來生產，並向全球行銷商品。大藥廠於焉誕生。

在施貴寶開始生產乙醚的一個多世紀之後，我在製藥業的第一份研發工作就是在施貴寶藥廠。已經看不出這家公司的布魯克林工廠曾發生乙醚大爆炸，今日的施貴寶公司收購了香水與糖果等林林總總的業務，沒有那麼像藥廠，但仍保留了創辦人的生意哲學，也未改變最重視的員工類型。施貴寶本人是醫師，認為新藥配方應由醫師與生物學家來主導開發，化學家應只擔任輔助的角色。

我本來無法完全認同施貴寶的醫藥優先文化，直到後來在另外兩間藥廠任職之後，才改變想法。其中一間是氰胺，這間公司本質上是化學公司，而不是醫藥公司。美國氰胺於一九〇七年成立，生產基礎肥料原料「氰氨化鈣」（calcium cyanamid），之後才開發其他能發揮其化學專長的方式。氰胺設有消費品部門舒爾頓（Shulton），開發清潔與美容產品，例如歐仕派鬍後水（Old Spice）、布雷克洗髮精（Breck）、潘松清潔劑（Pine-Sol）、威滅蟑螂藥（Combat），而農業部門生產化學殺蟲劑，化學品部門生產工業化學品。每個部門（包括製藥部門萊德利〔Lederle〕）最重視的仍是化學製品與化學。身為分子生物學家的我，從施貴寶的A級團隊降到美國氰胺的B級團隊，可說是場震撼教育。

但我在一九九〇年代晚期，意外成為美國家庭用品公司（American Home Products，簡稱AHP）的員工時，又學到了更重要的教訓：企業對於藥物獵人的態度，又如何影響製藥。我原本任職的製藥公司忽然被AHP收購，因此我成為AHP的員工。AHP是財務導向的持股公司，這表示經營者若認為可從某公司榨取一丁點利益，他們就會去收購那家公司，無論那屬於何種產業。如果AHP可選擇鏟糞一小時賺十塊錢，或嗅聞花香一小時賺九點九九塊錢，他們會毫不猶豫拿起鏟子。正如多數控股公司，他們的事業組合相當深奧難解，看不太出來開發的節奏或理由；AHP從香水、炒菜鍋、柏亞迪廚師罐頭到維他命與藥品統統都賣。由於AHP所有高層主管都只關注獲利，即使區區五千美元的支出都要經過公司財務委員會審查，以及執行長傑克・史塔福（Jack Stafford）核准。

尋找藥物需要日以繼夜的努力。要生產有用的藥物，往往得耗時十幾年。一間專注於短期獲利的公司，通常會扼殺藥理研究。我許多任職於AHP的藥物獵人同事，會設法規避公司支出政策的限制，最常見的就是和公司體制鬥智。上有政策，下有對策。藥廠研究者常大幅誇張預算需求，才能未雨綢繆，畢竟經費無可避免會縮減，屆時才有足夠經費來繼續研究。我的策略——至少一開始——是設法與AHP高層主管講理，解釋財務決策若只著眼於短期績效，而非長期價值時，會造成新藥研發困難。後來，我明白改變主管的想法恐怕是天方夜譚，他們已經被公司講究立即財務計算的文化洗腦，聽不進發展新藥需有耐性、深思熟慮。我在AHP任職時，不認為公司開發過哪種藥物，能真正為醫師或醫療實務創造新局。

我們值得花點時間，追溯美國製藥業相當不可思議的建立過程，以及今天製藥業的企業文化對充滿風險的藥物搜尋多麼不友善。乙醚是在偽科學的鍊金術全盛期，由認為乙醚可治療咳嗽的植物學家－醫師發現。經過三個世紀，到了十九世紀初，乙醚成為各種疑難雜症的處方，雖然我們如今知道，乙醚其實沒什麼療效。後來，為了讓自以為了不起的岳父岳母另眼相看，一名牙醫決定嘗試用派對迷幻藥幫病人無痛拔牙，後來還讓外科手術從尖叫連連的恐怖演出，變成安靜與一絲不苟的技藝。然而，雖然乙醚讓手術出現革命性進展，但如果無法標準化生產，製藥業也不可能有所革新。由於乙醚標準化需要博大精深與昂貴的研發技術，因此製藥業從小藥房進入了大工廠時代。

施貴寶的成功值得注意，代表重要藥物可以開始大量生產。工業配方的時代重點不在於發明新藥，而是運用快速發展的化學學門，為已存在的藥物尋找新配方，再運用工業化生產技術，量產標準化的藥物。從這時代開始，施貴寶等藥物獵人會開始搜尋工業配方圖書館，在原有市場的利基上，為既有藥物尋找新配方。其他工業化藥方還包括氯仿、嗎啡、奎寧、麥角（ergot）、藥喇叭（jalap，一種加速排便的瀉藥）、呂宋果（ignatia，據信是一種抗憂鬱劑）、毒蔘（conium，用來治療發抖與癲癇）、瓜拿納（guarana，用途與咖啡因類似）、可卡因（erythroxylon，古柯鹼的液體萃取物）與明礬（用來收縮組織，減少流血，有時可催吐）。

但是專注於藥物製程的情況即將出現變化。另一種大不相同的藥物獵人興起，他們將在廣大的全新分子圖書館中搜尋辯白書。這圖書館是合成化學圖書館。

第四章

靛青、朱紅、紫色染料與阿斯匹靈

合成化學圖書館

「這產品沒有價值。」

——拜耳藥學研究主管海恩里希・德雷澤（Heinrich Dreser, 1860~1924）對阿斯匹靈的評價。

若你今晚來到瑞士與德國探訪製藥業，會發現規模最大、歷史最悠久的藥廠悉數分布在萊茵河畔。諾華、拜耳、默克集團（Merck KGaA）、羅氏（Hoffmann-La Roche）、百靈佳殷格翰（Boehringer Ingelheim）、赫司特（Hoechst）皆位於此地。這條河流經過德國中心，一路蜿蜒，注入北海。一直到一九九〇年，我才得知為什麼歐洲藥廠的地理位置如此密集。

我任職氰胺公司時，拜耳公司想使用我公司的化學圖書館，於是我便來到德國洽談合作事宜。大致上，拜耳將可使用氰胺公司龐大的分子化合物收藏，進行藥物搜尋計畫。在我造訪過程中，東道主帶我參觀拜耳檔案資料庫。我拿起過史上最知名的化學家奧古斯特・凱庫勒（August Kekulé）親手寫的筆記本，他最廣為人知的成就是發現苯的六角形結構。開完會之後，司機載我回到法蘭克福郊區的飯店。他以時速一百三十哩在高速公路上疾馳，我盡量不去想安全氣囊罩不罩得住的惱人問題。我發現，這條路順著萊茵河前進。為了克服心中的恐懼，我問了東道主，為什麼歐洲最老牌的公司都集中於同一條河的河畔？我的德國同事說，這與染料奈酚黃（naphthol yellow）、藏花橙（croceine orange）與甲基紫（methyl violet）的發明有關。

數千年來，人類以動植物為染料，為織品賦予色彩。諸如骨螺紫（Tyrian purple，以一種掠食性的海螺製成）、朱紅（crimson，以介殼蟲製成）等鮮豔的染料很昂貴，因此這些顏色的布料價格通常高不可攀，只有王公貴族買得起，也成為王公貴族的地位象徵。但是在十九世紀初期，英國科學家約翰・道耳頓（John Dalton, 1766~1844）提出原子理論，指出有一套無法切割的化學元素，可依照嚴謹的數學定律彼此結合。道耳頓的原子理論提供理性架構，讓科學家了解任何化學物質的個別組成，化學於是快速發展。在道耳頓提出原子理論之後，科學家就知道每種化合物都是由一套特定原子構成。

藥物獵人總算能拆解許多古老藥物的關鍵成分，判斷任何配方的確切純度。在科學化的化學出現之前，花朵、樹木與植物的確切成分根本高深莫測，無從分辨起。許多科學家甚至猜測，某種神祕的生命衝力（élan vital）為植物賦予了靈魂。以前沒有法則能解釋為什麼某種花有毒，另一種卻能緩和病痛。雖然藥劑師早就懂得許多製造草藥的方式，但對於某配方究竟有哪種活性成分則一無所知。一旦有原子論基礎，化學這才終於具備了一套實用工具，可供判斷某藥物的分子構成，以及這些分子中哪些有活性。不久之後，化學還能發揮更大效用。

到了一八三〇年代，化學出現了新興的分支——合成化學。合成化學家能結合單純的化學元素，做成較複雜的化合物，就像把組合玩具Tinkertoy的組件連起來，便可得到愈來愈複雜的結構。最先靠著合成化學賺大錢的企業，就是染料廠。

一八五六年，一名英國木匠之子，年僅十幾歲的威廉．亨利．珀金（William Henry Perkin, 1838~1907），在自家小公寓做新興合成化學實驗，這和今天中學生在家玩化學套組小遊戲不無類似。他在嘗試合成奎寧的過程中，偶然發現一種鮮豔紫色的化學物，可用來染絲。他把這種未曾見過的顏色稱為「苯胺紫」（aniline purple），法國人後來重新命名為淺紫（mauve）。這是世上第一種合成染料。經過幾年，淺紫染料推動了龐大的跨國合成染料產業的發展。

這是業者首度不需以動植物原料製作昂貴的天然染劑，只要在實驗室混合化學物質，就能做出布料染劑。更棒的是，染料公司旋即發現，只要稍微調整某種顏色的化學配方，就能輕鬆做出其他顏色。於是，染料公司推出無窮無盡、超乎想像的繽紛色彩。例如在紅色染劑的分子加幾個原子，就能產生漂亮的靛青、朱紅或紫色等新色彩。合成染料可在工廠中有效率量產，成本遠遠低於傳統的植物染料。時尚產業從此改頭換面。這破天荒的創舉讓中產階級甚至底層階級，都能買得起五顏六色的漂亮衣料，人人得以穿得像王公貴族。

雖然第一種合成染料是倫敦的珀金發現的，但十九世紀的德國有著強大的資本主義文化，科學應用技術也成熟發展，新興化學界人才輩出，不少舉世聞名的知名機構紛紛設立。因此，德國染料產業不久就成為全球龍頭，專售優質合成染料。（一九一三年，單德國就出口了十三萬五千噸的染料；英國則出口五千噸。）讓我們把鏡頭拉回萊茵河。多數染料工廠沿著萊茵河分布，是因為這裡鄰近歐洲主要城市，河道又能讓工廠方便將原料與成品運送到整個德國、中歐，加上這條河流注入北海，貨物還可送到北歐與世界各地。

萊茵河的染料公司不僅是全球合成染料商的領導者，無疑也是合成化學的龍頭。在大眾對彩色染料的大量需求下，公司順勢賺了不少錢，也就有能力做研究。其中一間最成功的範例，就是費德里希．拜耳公司（Friedrich Bayer and Company）。到了一八八〇年早期，拜耳公司為織料廠商生產了數以百計的染料，不過，這時高層主管已開始尋找新產品，盼能發揮公司在合成化學方面的專長。拜耳的高層主管卡爾．杜伊斯堡（Carl Duisberg）看上了藥。

杜伊斯堡擁有化學博士學位，在一八八三年加入拜耳公司。他在慕尼黑服兵役時，曾在阿道夫．馮．拜爾（Adolf von Baeyer）的實驗室內工作；阿道夫因為合成出靛青色，贏得了諾貝爾化學獎（他和成立費德里希．拜耳公司的拜耳並無親屬關係）。後來，拜耳公司董事長在尋找有才華的年輕科學家，遂雇用了杜伊斯堡。杜氏的任務是「發明」合成化學新品，讓拜耳公司能推出賺錢的新產品。一八八八年，杜伊斯堡創立拜耳製藥研究組，宗旨為發明新藥。

幾個世紀以來，無論是植物學家－醫師、醫師鍊金術士、產業配方師，所有藥物獵人都認為藥物是靠「發現」，就像發現金礦或溫泉，而不是像蒸汽機或打字機，可透過人類的創意「做」出來。人們得先改變觀念，才會想到藥物能經「工程設計」對抗特定疾病。合成化學這門新學問的力量與精準度，便轉變了當時的思維。

這時，所有工業化的製藥公司（例如施貴寶）皆著重化學的運用，讓原本就已存在的藥物能更有效率、更穩定地生產。然而杜伊斯堡不只想改善原有藥物的製程，更想創造過去不存在的藥物。合成化學染料事業的基本模式，是從可產生漂亮顏色的分子出發，透過化學改變分子結構，產生更漂亮的顏色。杜伊斯堡心想，何不在藥品上如法炮製？首先找些好藥物，透過化學途徑改造，使之成為更好的藥物。拜耳早期嘗試改良藥物時，即以一種常見藥物水楊酸（salicylic acid）為目標。

數千年來，人們就懂得使用水楊酸鹽類來退燒、鎮痛與消炎，而它與當時多數藥物一樣，是取自於植物圖書館。水楊酸是維管束植物的衍生物。維管束植物是具養分輸送系統的大型植物與樹木（例如柳樹），而維管束就像動物的循環系統。（巧的是，柳樹萃取物能退燒，似乎符合中世紀藥物搜尋的常見原則——「順勢療法」（homeopathy）。順勢療法指出，任何疾病的治療藥方，可在染病地點找到。舉例而言，沼澤環境常導致人發燒，因此沼澤就找得到退燒藥。柳樹原生於沼澤地，因此十八世紀許多藥師認為，柳樹萃取物能治療發燒是其來有自的。）維管束植物萃取物的關鍵成分究竟為何，向來不為人知。直到一八三八年，義大利化學家拉法埃萊・皮里亞拉（Raffaele Piria, 1814~1865）開發出效果更強的柳樹萃取物，於是他依照拉丁文的「柳樹」（salix），將這種萃取物命名為水楊酸（又稱為「柳酸」）。其他科學家也很快發現，旋果蚊子草（也是維管束植物）萃取物的活性成分，正好就是皮里亞發現的水楊酸。

醫師逐漸看出水楊酸鹽類藥物的好處，加上也一直有人改良配方，到十九世紀中，水楊酸鹽類的使用愈漸廣泛，後來更成為醫師藥箱中的標準配備。即使如此，水楊酸仍有副作用，主要是胃痛、耳鳴與噁心。杜伊斯堡若能設法降低水楊酸的副作用，同時保有其消炎特性，則拜耳就有機會推出更好的藥物，大發利市。杜伊斯堡期盼，只要微調化學成分，即可達到目標。

即使在草創時期，拜耳藥物研發團隊已儼然具備今天大藥廠開發團隊的雛形。團隊中的化學組是負責合成化合物的化學家，而藥理學組則是由生物學家組成，負責動物測試。若動物測試的結果樂觀，接下來就進行人體測試。杜伊斯堡雇用了兩名大將來調整水楊酸成分，分別是負責化學研究的亞瑟・艾興格林（Arthur Eichengrün, 1867~1949），以及負責藥理研究的海因里希・德雷澤（Heinrich Dreser, 1860~1924）。

植物的有機化合物通常極為複雜，很難在實驗室中操縱。不過，杜伊斯堡相當好運，他挑上的水楊酸鹽是相當單純的單一分子，比多數植物化合物易於操縱，微調也相對容易。一八九〇年代中期，化學主管艾興格林對乙醯基（acetyl group）很有興趣，這是有兩個碳原子的小分子，能和許多植物化合物結合，包括水楊酸。一八九七年八月，艾興格林指導部門中的初級化學家菲利克斯・霍夫曼（Felix Hoffman, 1868~1946）把乙醯基加到兩種知名的植物性藥物中：嗎啡與水楊酸。霍夫曼把乙醯基加入罌粟花的衍生物嗎啡，創造出新的合成化合物「二乙醯嗎啡」（diacetylmorphine）。他也把乙醯基加入水楊酸（旋果蚊子草的衍生物），創造出新的合成化合物「乙醯水楊酸」（acetylsalicylic acid）。

二乙醯嗎啡與乙醯水楊酸這兩種新的候選藥物，後來交給藥理學主管德雷澤，讓他評估動物與人類測試的效用。這兩種合成化合物都通過德雷澤最初的動物測試。不過，德雷澤擔心經費不足，無法同時評估這兩種化合物。他認為資源有限，只能選擇一種。該如何抉擇？

我進入製藥業後，第一個上司就告訴我，藥物搜尋的過程中，最困難也最重要的決定是要「釣魚或切斷餌」。這表示，要判斷繼續投入資源，或者選擇停損點，改找其他目標。在做決定時，科學家總是缺乏充分的資訊，因此經常在追逐不好的藥物，而非有商業潛力的良藥。正因為誤判局勢、繼續釣魚的頻率之高，因此有百分之五十到七十五的臨床測試會失敗。

另一方面，「切斷餌」的錯誤決策更常發生。我還在施貴寶任職時，曾設法開發一種現有抗生素的替代版本，因為原有的抗生素雖然有效，卻稍有毒性。我認為初步成果似乎很有希望，卻遭到研究部門主管否決，臨床測試還沒展開，計畫就胎死腹中。他們決定切斷餌。我們的競爭者禮來公司也在研發類似的抗生素，但和施貴寶不同的是，他們決定繼續釣魚。後來，禮來研發出抗生素，並獲FDA核准，目前每年為禮來帶來十億美元以上的營收。

回來談談拜耳的藥理研究主管德雷澤。他認為，必須在二乙醯嗎啡與乙醯水楊酸中擇一繼續釣魚，另一個則需要切斷餌。德雷澤對繼續投資乙醯水楊酸有疑慮，因為眾所皆知，水楊酸有讓心臟變弱的特性。他擔心副作用無法消除。他判斷，調整嗎啡比較有希望，於是把所有的努力都投入二乙醯嗎啡的研究，並將之改稱為「海洛因」。

艾興格林（拜耳的化學團隊主管）卻持相反看法。他認為，若資源只足以研究一種化合物，則應繼續研究乙醯水楊酸，因為能有效解熱鎮痛的藥，其應用範圍無限寬廣。但是，他沒有任何確切證據，證明調整後水楊酸不會產生副作用。為了證明乙醯水楊酸安全有效，他需要人體測試的資料——問題是，德雷澤已拒絕進一步做臨床測試。艾興格林知道，雖然能遊說兩人的共同主管杜伊斯堡，但他心知肚明，上司很器重德雷澤。不僅如此，德國企業的文化講究團隊精神，杜伊斯堡才剛讓德雷澤主導生物研究，不太可能否決他的判斷。即使到了今天，德國藥廠依然排斥我行我素的獨行俠。艾興格林感覺到踩公司紅線的壓力，不過，他深信乙醯水楊酸具有商業潛力，遂做出大膽的藥物獵人都會做的事——背著管理階層偷偷來。

艾興格林找了一位朋友兼同事菲里斯．高德曼（Felix Goldmann）。高德曼是拜耳公司的柏林代表，他悄悄在德國首都安排乙醯水楊酸人體測試。那時藥物人體測試才剛起步，根本還沒具備現代的道德觀（例如將資訊完全告知受試者，取得受試者同意才能進行），更別說道德觀念的實踐。柏林醫師（與牙醫）拿了高德曼給的不知名化合物，就用在病人身上。有個牙醫對某牙痛病患投藥後，他寫道，過了幾分鐘，「病人跳了起來，說牙痛已完全消失」。由於作用快速的消炎藥尚不存在，因此艾興格林與牙醫都認為病人快速止痛堪稱奇蹟。後來，他們更進一步做乙醯水楊酸測試，結果令他們大感振奮：受試者獲得鎮痛、解熱、消炎的效果，更關鍵的是，沒有出現胃腸不適或其他明顯的副作用。

艾興格林把他私下研究結果與德雷澤分享，但德雷澤不為所動。在看過艾興格林的乙醯水楊酸臨床報告之後，德雷澤寫道：「柏林人就是這麼愛說大話——這產品沒有價值。」他堅信海洛因才是公司的未來。杜伊斯堡終於介入手下兩名大將的爭端。他看過艾興格林的研究資料之後，推翻德雷澤的決定，核准乙醯水楊酸進行完整人體臨床測試，海洛因的完整測試也同時進行。

兩種合成藥物都通過人體測試，效果相當出色，因此公司準備讓藥物上市。一八九九年，拜耳為乙醯水楊酸取了新商品名——阿斯匹靈（Aspirin）。這名稱是源自於乙醯基（acetyl）的「a」，並結合旋果蚊子草（*Spirea ulmaria*）的拉丁學名，加上藥物名稱字尾「in」，據說加了這字尾，在所有歐洲語言中都會比較好唸。拜耳也盡量確保阿斯匹靈的通用術語難以朗朗上口：水楊酸之單乙酸酯（mono acetic acid ester of salicylic acid）。

不料，拜耳陷入問題。由於過去已有其他學者研究過乙醯水楊酸的合成，因此拜耳在德國申請專利時遭到駁回。正如一六六〇年代，泰波設法阻止其他金雞納樹皮小販的競爭，遂聲稱他的退熱藥含有祕密原料；拜耳在提及他牌學名藥時，也講得很拗口，想阻礙醫師開立其他非拜耳品牌的學名藥。拜耳打的算盤是，醫師一定不願意跟病人說「服用兩片水楊酸之單乙酸酯之後，隔天早上跟我聯絡」這類彆扭的處方，還不如開「阿斯匹靈」最單純。

儘管阿斯匹靈在德國沒有獨家專利（但是在美國有），卻非常努力行銷，阿斯匹靈因此成為合成化學時代的一大暢銷藥。阿斯匹靈遠優於以往萃取自植物的水楊酸藥物，不僅功效一樣好，且副作用大幅降低。在一九一八年流感大流行期間，阿斯匹靈成為標準處方，更推升了其在全球的受歡迎程度。一九一七年，拜耳在美國的阿斯匹靈專利過期之後，出現許多他牌阿斯匹靈的學名藥與仿製藥，但你要是走進附近任何一間藥房，就會發現拜耳的阿斯匹靈配方的銷售仍非常穩定，是十九到二十一世紀都沒有什麼改變的極少數藥物。

如今，每年銷售的阿斯匹靈總重量超過七千萬磅，相當於一艘小型航空母艦。阿斯匹靈面臨其他非處方鎮痛劑的競爭，尤其是泰諾、安舒疼（Advil）與莫疼（Motrin），使用量逐年遞減。不過，阿斯匹靈仍有一項競爭者缺乏的特色，它會減少血小板累積，使血液不易凝固，因此當作心臟用藥時，銷量著實令人羨慕。

今天在教科書或醫藥史書中，若談到阿斯匹靈的起源，幾乎不會提到艾興格林的名字。這很耐人尋味，畢竟他可說是一手催生阿斯匹靈的人。相反地，大家常把發明阿斯匹靈的功勞，歸功於艾興格林手下的初級化學家霍夫曼。一般說法指出，霍夫曼開發阿斯匹靈是為了幫助父親，因為他父親罹患風濕病，遂服用水楊酸鈉，卻飽受副作用之苦。其實，霍夫曼在阿斯匹靈的故事中是個小角色，他只是遵從艾興格林的指示，把乙醯基加入水楊酸中，甚至不知道為什麼要合成這個化合物。那麼，為什麼坊間提到的阿斯匹靈發明過程，會與事實出入這麼大？這得怪納粹。

拜耳一直到一九三〇年代初期，才公開阿斯匹靈的故事。會這麼晚公布，多是因為拜耳的生物研究主管德雷澤。拜耳首席化學家艾興格林瞞著他偷偷測試阿斯匹靈，始終令他耿耿於懷。德雷澤向公司報告科學發現、協助行銷時就趁機報復，刻意完全不提艾興格林。後來，拜耳終於要說出這則頭痛藥的故事時，已經是艾興格林催生阿斯匹靈五十年之後的事情了，而阿斯匹靈也成為國寶。但遺憾的是，此時德國已由納粹掌權，這表示國寶必須吻合亞利安人的理想。這就對艾興格林不利了。

雖然艾興格林此時已是成功的實業家，自行經營化學公司，但他是猶太人。他後來甚至被拘禁在特雷津集中營（Theresienstadt），日漸憔悴，直到蘇聯軍隊將他釋放。拜耳正式公布阿斯匹靈的發現歷程時，公司得識時務，不能提阿斯匹靈的背後推手是猶太人，只好把功勞歸給亞利安德國人霍夫曼，以免不被接受。在納粹統治期間，慕尼黑德意志博物館（German Museum）的化學名人堂中，有個陳列箱裡裝著白色結晶，上頭寫著：「阿斯匹靈：發明者德雷澤與霍夫曼。」

戰後，八十多歲的艾興格林說出故事真相，輔以原始文件證據。其實霍夫曼從未公開將阿斯匹靈歸功於己，也從未駁斥艾興格林的說法。不過在化學史上，阿斯匹靈發現歷程深受納粹影響，艾興格林設法端正視聽的努力幾乎遭到忽略。

從許多方面來看，阿斯匹靈的偽史恰好象徵了表象與現實間的落差，說明大眾對藥物搜尋的想法，與艱辛的事實之間有很大的不同。在經過美化的版本中，霍夫曼為了飽受病痛之苦的父親，發明了一種新藥，而他的大發現旋即獲得拜耳認可，並馬上與世界分享。但事實上，一個懷恨在心的中階主管較看好海洛因的商業前景，遂千方百計阻止阿斯匹靈上市。同時，阿斯匹靈的發明者有所圖謀（從今天標準來看，做法非常不道德），直接越過同事，說服更高階主管支持阿斯匹靈。之後，即使阿斯匹靈上市了，卻發現根本不是新發明，因為其他化學家早已合成過這種化合物。雖然仿製藥物的競爭者前仆後繼，但拜耳仍以高明的行銷手法，讓阿斯匹靈賺得暢銷藥的利潤。而竄改過的藥物發明故事，又是為了吻合德國二十世紀初期反猶太的政治局勢。

這就是史上最暢銷原廠藥的故事——它促成研究者在尚無人探索的新分子圖書館搜尋，而這圖書館正是合成藥物圖書館。

第五章

魔彈的誕生

人類終於了解藥物的運作方式

「某物質必須與其他物質連結，才能起作用。（Corpora non agunt nisi ligata.）」

——德國化學家保羅・埃爾利希（Paul Ehrlich, 1854~1915），一九一四年

十五世紀末，歐洲有一種新流行病如狂風般席捲各地。這種疾病最初是皮膚紅腫潰瘍，而最令人心慌的是，通常生殖器官也會有潰瘍。不久之後，病患的胸口、背部、手臂與腿部都會出現紅疹。接下來病患會發燒、頭痛與喉嚨痛，也會體重減輕，頭髮脫落。健康持續惡化了幾週之後，症狀會忽然消退。是身體擊退了感染嗎？不。症狀暫時停歇，讓病患燃起一絲勢必落空的希望。

這只不過是生物性風暴的寧靜颱風眼，災難並未結束。不久之後，這恐怖疾病會捲土重來。皮膚會鼓出好幾百個發紅且形狀怪異的腫瘤，病患變得像童話中的惡魔。最後，這疾病會攻擊心臟、神經系統與大腦，常導致患者完全失智。之後，經過幾年或幾十年，病患終於死亡，得到了安息。

歐洲梅毒疫情的爆發，最早可追溯到一四九四年法國軍隊圍攻那不勒斯的時候。義大利人稱

之為「法國病」，法國人則稱之為「義大利病」。如今，我們稱之為梅毒。由於梅毒很容易與其他疾病混淆（梅毒常被說是「模仿高手」），確切起源至今仍備受爭議。其中一項較廣為人知的推論是，哥倫布與其他早期歐洲探險家把天花傳給新大陸的原住民，同時把梅毒帶回了歐洲；義大利梅毒爆發，就是哥倫布第一趟探險返回後不久發生的。我們確知的是，從十六世紀到二十世紀初期，梅毒一直都是歐洲最令人聞之色變、感染力最強的疾病。

西班牙醫師魯伊・狄亞茲・德・伊斯拉（Ruy Diaz de Isla, 1462~1542）在一五三九年寫道，超過一百萬名歐洲人感染了這種恐怖的症候群。治療方式有些很糟，有些根本無效，頂多差強人意。林林總總的療法包括使用癒創樹的樹膠（無效）、三色堇（無效）、水銀（不良療法中效果最好者）。水銀有些許療效是因為它對梅毒病原體會產生毒性。不幸的是，水銀也會毒害人體。不過，由於這種化合物是梅毒唯一看得出療效的用藥，因此有了「一夜風流情、終生服水銀」的說法。

梅毒橫掃歐洲時，沒有人知道該如何治療，病因根本不得而知——其實在當時任何疾病都如此。直到十九世紀中，傷寒、霍亂、黑死病與梅毒等常見病痛的起源論，主要都建立在瘴氣論（Miasma Theory）的假設上。瘴氣論指出，這些疾病是由有害的「壞氣」引起的。腐敗的有機物會散發致命的瘴氣，這種有毒的霧氣充滿著致腐敗的粒子。根據瘴氣論，人沒有傳染性；疾病是從某個有傳染性揮發氣體的地方發源的，可以從腐敗氣味的有無來分辨。當時醫院就定義而言，是個乾淨的地方，沒有任何瘴氣來源，因此據信住院的病人沒有感染新疾病的風險。

瘴氣論在一八四七年，受到匈牙利產科醫師伊格納茲．塞麥爾維斯（Ignatius Semmelweis, 1818~1865）的質疑。他於維也納總醫院任職，經常治療產褥熱（puerperal fever或childbed fever）的婦女。這種疾病常會演變為產後敗血症，那是嚴重的血液感染，有時會致命。如今我們知道，產褥熱是婦女分娩時感染的，但在十九世紀，醫師不明白為什麼產科病房屢屢出現產褥熱。

塞麥爾維斯納悶，為什麼這麼多產婦生病。他發現，許多在醫院生產的婦女有醫師與醫學生協助，產後竟很快死於產褥熱。在家裡只靠著助產士照料的產婦，反倒存活下來。這怪象難以解釋，不過塞麥爾維斯提出了大膽假設。

他發現，醫師和醫學生常在解剖完畢之後，就直接來巡產科病房。他推測，解剖物上可能有某種傳染源，將產褥熱傳染給婦女。為了驗證這個醫師就是直接傳染源的激進假設，他規定自己產房的所有醫師幫孕婦檢查前，皆需以石灰刷洗手部。這麼一來，醫師在碰過死人皮膚之後，就不會馬上以沒洗過的手碰觸婦女私處。結果很成功。在塞麥爾維斯實驗之後，婦女生產死亡率從百分之十八陡然降至百分之二。

塞麥爾維斯改善醫師衛生的做法似乎和瘴氣論大相逕庭，卻為疾病的思考指出一條新路。可惜塞麥爾維斯及其理論都遭到維也納醫學界駁斥。一八六一年，塞麥爾維斯出版《產褥熱之病原學、概念與預防》（*Die Ätiologie der Begriff und die Prophylaxis des Kindbetffebers*），為自己的觀點辯護。這本書並未引起太多矚目，但有些知名醫師將這本書視為無稽之談，認為塞麥爾維斯只算一知半解的二流庸醫。

塞麥爾維斯在專業上受到的侮辱，讓我想起長島一場知名的生物學術研討會。這場會議主題是DNA，有位年輕的博士後研究員談到，人類DNA長鏈雖然極長（將近十呎長，但只有兩奈米寬），卻能壓縮在極微小的細胞核中。這位年輕人缺乏信心，演講不流暢，但如今我們知道他的說法基本上是正確的。

這位博士後研究人員演說到一半，卻見弗朗西斯・克立克（Francis Crick, 1916~2004，曾獲諾貝爾獎）忽然走到臺上。他是DNA結構的發現者，是舉世聞名的生物學家。克立克站到講臺正前方，面對這位年輕人，兩人鼻子只間隔三十公分。雖然這位博士後研究人員對於科學界傳奇人物莫名其妙出現在眼前的行徑感到不安，但還是在匆忙間結束演說。他一講完，克立克馬上接口：「你講完沒？」

年輕人點點頭。克立克緩緩轉身，對觀眾宣布：「我不知道其他人的想法，但我可不想在這場會議中，忍受更多外行人的話。」想必塞麥爾維斯肯定和那位有理想抱負的年輕生物學家一樣，覺得倍受羞辱。

塞麥爾維斯的想法受到同儕鄙視，於是他惱羞成怒，痛斥產科醫師是魯莽的殺人犯。但是大家仍對他的意見不理不睬，繼續把手指伸進腐敗的屍體，又漫不經心地用沒清潔過的手接生嬰兒。塞麥爾維斯於是酗酒，成為令醫院與家庭頭疼的人物。一八六五年，他被送進精神病院鎖起來。他設法逃出，卻被守衛打成重傷，兩週後不治。這就是發現細菌會造成感染的人所經歷的悲劇一生。

雖然幾個世紀以來，有幾個人提過疾病是實體接觸所造成，但感染性病原體存在的確鑿證據，在一八六〇年代才由知名的法國生物學家路易・巴斯德（Louis Pasteur, 1822~1895）提出。巴斯德做過實驗，顛覆了瘴氣論，也推翻當時廣為接受的自然發生論（spontaneous generation），後者是指新生命可從無生命的物質中迸發出來。比方說，你在看手機或平板電腦時，突然有小小的生物從螢幕鑽出來——十九世紀的生物學家秉持「自然發生」的概念，認為這種情況是可能的。

巴斯德說明，要產生新生命，需要接觸到空氣中特定類型的粒子——最關鍵的是，他證明這些粒子必須是活的。換言之，疾病是由生物導致的，只不過這些生物太小，是肉眼看不到的「微生物」。科學家在十七世紀就知道微生物的存在，但十九世紀的醫學界無法想像這麼小、這麼不重要的東西竟然可讓健康的人生病，甚至死亡。

人類最嚴重的幾種疾病，竟是由如此渺小的微生物造成，這讓大家都想一睹微生物的廬山真面目。可惜他們無法如願，因為致病細菌與黴菌的細胞（更別提動植物細胞）多是半透明的。若把細胞放在載玻片上，再放到顯微鏡下觀察，你只能隱約看出不太明顯的輪廓，很難分析，因為細胞和載玻片背景之間沒有對比，無法明確分出細胞結構。

十九世紀中期合成染料出現之後，解決方案來了。染料產業就像十九世紀的航太產業，在開發核心市場的高科技產品時，會附帶生產各式各樣有用的副產品。微生物學家開始測試現成的布料染料，看能不能將細胞染色。有個人一心一意想用合成染料，改良細菌學研究，這人就是德國科學家保羅・埃爾利希（Paul Ehrlich, 1854~1915）。

埃爾利希的表兄卡爾・維格特（Karl Weigert, 1845~1904）是知名的細胞生物與組織學家，專門研究活體生物的組織結構。在一八七四到一八九八年之間，維格特發表了許多研究，說明如何將細菌染色。（即使到了今天，科學家還是用「維格特染劑」〔Weigert stain〕來觀察神經細胞。）在維格特的努力之下，「苯胺染料」快速應用於動物細胞與微生物研究。這類染料都是苯胺（aniline）分子衍生物，是聞起來像腐魚的有機化合物。

埃爾利希依循表兄的腳步，在萊比錫的醫學院以苯胺將動物組織染色。他在一八七八年獲得醫學學位，但教授不認為他是特別傑出的學生。教授認為，埃爾利希只把心思放在染色，根本是偏離重點，毫無意義，只會妨礙他發展更有用的技能。有個教授把埃爾利希介紹給羅伯・柯霍（Robert Koch, 1843~1910）認識，柯霍是個傑出的醫師，也是傳染病的研究先驅，因此被尊為細菌學之父。教授告訴柯霍：「這就是埃爾利希。他很懂得染色，但考試會不及格。」其實埃爾利希早期的職業生涯和藥物搜尋似乎毫無瓜葛，根本看不出他會成為史上最有影響力的藥物獵人。

埃爾利希很早就注意到，某些染料能將某些種類的細胞部分染色（例如植物細胞中的細胞壁，或是葉綠素的組成部分），但有些細胞又完全無法染色（例如動物細胞）。換言之，每種染料似乎會附著在不同的生物目標上。有天他忽然靈機一通，想到一個頗聳動的想法：如果鎖定某種病原體細胞的一部分，對那種病原體投毒呢？如此或許可殺掉病原體，又不傷害宿主。埃爾利希把這種鎖定病原體的毒素稱為「魔彈」（Zauberkugeln，即 magic bullet）。

一八九一年，埃爾利希開始尋找能選擇性鎖定目標的染料，這染料要能鎖定致瘧疾的原蟲，還要能將它殺死。在他測試數十種染料之後，發現亞甲藍（methylene blue）可把寄生蟲染色，卻不會染到人體組織。更好的是，這染料似乎對瘧疾病原體有毒性。他在幾名瘧疾患者身上進行測試，不久後即表示其中兩人治癒。全球首度完全工業生產的化學藥品，就是這種鈷藍色的鮮豔染料。

埃爾利希承認，奎寧仍是較有效可靠的瘧疾藥物，但他已證明，魔彈的概念不只是空談，而是可實現的。他只需要正確的染料。他在柏林傳染病研究所（Institute for Infectious Diseases）得到工作，成立實驗室，其運作模式開啟了成功藥物研究實驗室的先河。這實驗室成員包括負責開發新候選藥（亦即新合成染料）的有機化學家；微生物學家（埃爾利希）則對候選藥進行病原體測試；動物學家測試某候選藥對動物的效果，若成功就進行人體測試。

埃爾利希的三人團隊找了數百種合成染料，研究其對致病原蟲的染色效果與毒性。原蟲是有傳染性的單細胞微生物，較類似哺乳類細胞，而不是細菌。雖然他們發現，許多染色劑可以選擇性鎖定細菌，但無法損害原蟲的活性，直到無意間使用了台盼紅（trypan red）情況才改變。這種染料能把寄生在小鼠身上的馬錐形蟲（*Trypanosoma equinum*）染色並殺死。不過，埃爾利希的興奮之情只曇花一現，因為馬錐形蟲很快對台盼紅產生抵抗力，導致這染劑無法發展成有效的用藥。

失敗彷彿永無止境，於是埃爾利希領悟到，或許需要調整魔彈理論。要找到既能鎖定病原體，又能殺掉病原體的染劑，恐怕難度太高。何不改弦易轍，找個已知可殺死病原體的毒素，再用化學合成方式，結合毒素與染劑，製造出「毒素彈頭」？即使毒素對人體有害，但若它與能鎖定某種細菌的染料結合，它就會如導彈一般，帶著毀滅性的酬載物直搗黃龍。

埃爾利希準備研究新的毒素彈頭，首先便以砷當成酬載。法國科學家安托萬・貝尚（Antoine Béchamp, 1816~1908）已指出，砷分子可與染料分子結合，創造出新的化合物胺苯亞砷酸鈉鹽（atoxyl）。這種化合物對人體的毒性很強，但是埃爾利希思考，他能不能合成一種對人體無害，卻能殺菌的胺苯亞砷酸鈉鹽新版本。埃爾利希知道，胺苯亞砷酸鈉鹽可將克魯氏錐蟲（*Trypanosoma cruzi*）染色，這種寄生蟲會導致損害神經系統的「錐蟲病」（trypanosomiasis）。因此，埃爾利希第一回合的砷試驗，便選定克魯氏錐蟲為目標。他的團隊做出幾百種胺苯亞砷酸鈉鹽的不同版本，並在感染寄生蟲的小鼠身上測試。問題是，這些合成彈頭若非無法殺死錐蟲，就是連宿主一起殲滅。

埃爾利希心灰意冷，決定轉而研究其他疾病。一九〇五年，一名動物學家和皮膚科醫師發現了梅毒的病原體——梅毒螺旋體（*Treponema pallidum*）。埃爾利希相信螺旋體與錐蟲有生物相似性，即使我們今天知道兩者結構或基因幾乎沒有類似之處。無論如何，埃爾利希在這錯誤假設的激勵下，將胺苯亞砷酸鈉鹽的毒素彈頭瞄準梅毒。

他的團隊合成了超過九百種含砷染劑，測試感染梅毒的兔子。每一種化合物都失敗了。一九

○七年，團隊準備另闢蹊徑時，埃爾利希的動物學家發現有種化合物似乎殺死了梅毒螺旋體，卻不會戕害宿主。這種化合物被標示為「六○六」，因為那是第六組的第六種化合物。一九一一年，埃爾利希把六○六的成效發表在《新英格蘭醫學雜誌》，將之命名為砷凡納明（**Arsphenamine**）。臨床研究顯示，砷凡納明是安全有效的梅毒治療方式。終於，良性的魔彈問世了。

埃爾利希和多年來供應他染料的德國赫斯特公司合作，要推出商業版的砷凡納明。一九一○年，它以「灑爾佛散」（**Salvarsan**）的商品名上市，宣傳口號是：「救命之砷」。

埃爾利希的毒素彈頭是第一個可靠又有效的傳染病用藥。這是醫學史甚至人類史上重要的一刻。不過，灑爾佛散的劃時代意義不僅如此。過去從未有人提出新方式，製造前所未見的藥物，且真正成功上市。灑爾佛散並非運用更先進的藥物工程，仿製現有藥物（像施貴寶生產的乙醚），也不是微調已存在的藥物成分（例如阿斯匹靈）。這是新概念下的新產物：尋找能將病原體染色的染劑，找出能殺死病原體的毒素，再結合兩者。

灑爾佛散一夕爆紅，卻也惡名昭彰。它能確實治病，而非只減輕症狀。但由於治的是性病，和濫交與妓女的關係太深，因此六○六這個數字旋即成為無數低俗笑話的哏，就像今天的69一樣。許多電信交換局甚至捨棄了六○六這個代碼，因為這個號碼帶有新的性暗示。

曾寫下回憶錄《遠離非洲》（*Out of Africa*）的伊薩克・狄尼森（Isak Dinesen, 1885~1962），是最早被灑爾佛散治癒的人之一。她是丹麥貴族，本名為凱倫・馮・白列森－芬奈克（Karen von

Blixen-Finecke）女爵，成年之後，大半輩子在肯亞經營咖啡莊園。從她的回憶錄來看，她先生是花花公子，還把梅毒傳染給她。狄尼森發現自己感染如此難以啟齒的致命疾病之後，便回到丹麥，以灑爾佛散治療好幾個月。雖然醫師後來表示她已痊癒，但她始終抱持懷疑。部分原因可能是，過去從沒有任何疾病（包括梅毒）可以完全治癒。許多檢查再再顯示，她體內已經沒有梅毒尚存的證據，但她仍深信自己的梅毒沒有根除。即使如此，從她精湛的文筆即可看出，她沒有後期梅毒造成的心智衰退，也沒有過度服用灑爾佛散所導致的大腦傷害。埃爾利希的魔彈讓狄尼森成為二十世紀的一大傑出作家。

埃爾利希發明了救人無數的藥，成為民眾眼中的英雄。只是每當有人讚揚他的成就時，他總會謙虛回答：「我只不過是倒霉了七年，才碰上一刻好運。」要是他知道造成梅毒和錐蟲病的病原體是有天壤之別的微生物，恐怕不會把有毒彈頭瞄準義大利病。出生於德國的埃爾利希總結道，藥物獵人需要「四個 G」：Geld（金錢）、Geduld（耐心）、Geschick（創新），以及可能是最重要的 Glück（運氣）。他的公式很有先見之明，因為金錢、耐心、創新與大量好運，仍是今天藥物搜尋不可或缺的要素。

埃爾利希研發灑爾佛散的方式，為「藥物究竟是什麼」建立了嶄新的看法。這個概念非常的陌生激進，科學界起初相當排斥。在一八九五到一九三〇年間，有四種彼此牴觸的理論，說明藥物如何運作：「物理論」、「物理化學論」、「安德特－舒茲法則」（Arndt–Schulz Law）與「韋伯－費希納定理」（Weber–Fechner Law）。這四種理論完全錯了。物理論主張，某組織中細胞的表面張力，會決定何種藥物可影響該組織。物理化學論是物理論的支派，主張藥物能發揮作用，是因為細胞的表面張力改變了。「安德特－舒茲法則」則假定，藥物對身體的影響會依據這公式：「弱刺激會強化，中度刺激會稍微抑制，強烈刺激會完全抑制。」不用說，這種含糊不清的假設和現實沒什麼關聯。最後，「韋伯－費希納定理」則是假設某藥物劑量與藥物效果呈對數關係，這是衍生於人類知覺論的觀念，只是劑量與效果之間的差異更大。這些理論都不精準，無法引導我們改善藥物或發現新藥。

不過，埃爾利希提出新的藥物思考方式，並以拉丁文簡要闡述：「**Corpora non agunt nisi ligata**」，意思是「某物質必須與其他物質連結，才能起作用。」埃爾利希把這新的概念稱為「側鏈學說」（**Side-chain Theory**），這概念是基於他對人體免疫系統的理解而來。他正確假設，一個人對某疾病的免疫能力，得看他血清中的特殊物質對病原的有毒物質的反應。他把這些血清中的物質稱為「側鏈」，也就是今天所稱的「抗體」，而這些會引起抗體反應的有毒化合物，則是「抗原」。

埃爾利希主張，抗體和特定毒素結合的方式，類似鎖與鑰匙，而這化學結合會觸發免疫系統消滅病原體。現在我們知道這種說法是正確的。他把鎖鑰理論的思維延伸到藥物，認為在病原體或人體細胞（受體）上有特定的分子區，會對藥物的特定部分發生反應，藥物因而會產生功效。如今這稱為「受體理論」。

埃爾利希關於藥物作用的新概念，是源於他發現化學染料只會染細胞的特定部分。他提出的受體論，已成為現代藥理學的基礎。但埃爾利希在一八九七年初次提出受體論時，尚無法提供任何直接證據，證明受體存在；他指出這是因為受體太小，當時的顯微鏡無法觀察到。不意外地，其他科學家把抗體看不見的說法，斥為偽科學或無稽之談。

巴黎聲望卓越的巴斯德研究院（Pasteur Institute），就有一群科學家帶頭反對受體論。整整十年，巴斯德中心的科學家進行血液蛋白的實驗，指稱這些實驗都反對受體論。然而埃爾利希也進行了相同的實驗、得到類似結果，他卻表示這些實驗再再證實了他的理論。由於這些實驗的詳情非常複雜，牽涉到複雜的科學推論，因此多數科學家傾向於相信德高望重的巴斯德研究院。

埃爾利希愈來愈憤恨，念茲在茲為自己辯護，還變得相當易怒，把所有同行分為贊成受體論的「朋友」，及反對受體論的「敵人」。一九〇二年，他寫信給威廉·亨利·韋爾奇（William Henry Welch）：「我很高興能把你當成最溫暖的朋友，但更重要的是，你可以運用這理論的幫助，達到新的成就，並獲得重要洞見。」相反地，他對德國哈勒市（Halle）的某藥理學家說：「讀了文獻的公正之人，都會把你視為一大敵手。」

最反對受體論的人之一，就是麥克斯·馮·葛魯伯（Max von Gruber）。葛魯伯為慕尼黑大學知名的衛生學教授，沒有人比他更令埃爾利希惱火。雖然葛魯伯肯定埃爾利希對於新興免疫學的貢獻，他仍發表了好幾篇論文，批評埃爾利希的受體論只是純屬臆測，擺脫不了「完全缺乏證據」的包袱。葛魯伯的疑慮相當合理，因為當時的科學家確實無法在人體中找到任何藥物受體。不過，埃爾利希卻將這位衛生學家的批評斥之為「愚蠢」、「不值一顧」。埃爾利希甚至在火車上大罵葛魯伯，因此被趕下車。葛魯伯倒是比較冷靜地寫道：「我只是批評埃爾利希在理論中有太多假設，受到的批判又太少。」

雖然最後證明，埃爾利希的理論正確，但經過了一個多世紀，科學家才完全理解受體論隱含的細節。我在一九七〇年代初次研讀藥理學時，受體的定義仍是套套邏輯，例如「腎上腺素受體」（adrenaline receptor）就是附著在腎上腺素的東西。我在此之前曾讀過生化學與分子生物學，那是發展較為成熟的領域，科學家對自己所操作的分子，了解得十分透徹。生化學家通常能精確說明一種化合物如何與其他化合物互動。相較之下，藥理學家對藥物運作方式的理解卻模糊不清。舉例而言，對阿斯匹靈起反應的受體，在我開始研讀藥理學的幾年前，才剛被辨識出來，那時阿斯匹靈已用來治療病人超過七十年。

我們知道，人體中的多數受體是以蛋白質為基礎的分子開關，會透過對身體激素的反應，開啟或關閉細胞生理過程。舉例來說，人體有幾種特定的腎上腺素受體，包括$\beta 2$受體，這種蛋白質出現在平滑肌細胞，會和腎上線素反應，產生肌肉鬆弛的效果。一旦科學家辨識出$\beta 2$受體為腎上腺素受體，藥物獵人就開始搜尋能啟動這受體的藥物。後來由此而生的最知名藥物，就是沙丁胺醇（albuterol），可做為氣喘患者的吸入劑。沙丁胺醇透過放鬆肺部平滑肌細胞，開啟與關閉人體的呼吸道，可改善呼吸，預防或舒緩氣喘發作。

雖然許多科學家曾對埃爾利希的藥物運作理論抱持懷疑，但無人否認灑爾佛散的出奇功效，也都肯定埃爾利希結合殺菌化合物與染料分子，以新工程設計出灑爾佛散是了不起的成就。這是合成化學時代登峰造極的一刻，也是第一個從無到有的可行製藥法，而不是只從植物圖書館發現藥物或調整現有藥物。

你或許認為，埃爾利希創新的梅毒用藥，將開啟藥物搜尋的黃金時代，世界各地的藥學家將紛紛做出靈丹妙藥。這想法恐怕錯了。

第六章

藥到命除？

在悲劇中誕生的FDA藥物法規

「我方向來提供合法的專業需求，從來沒有一次能預知不良的後果。我不認為我方有任何責任。」

——磺胺製劑製造商薩謬爾・伊凡斯・馬森吉爾（Samuel Evans Massengill, 1871~1946），一九三七年時對氨苯磺胺藥害事件的發言

埃爾利希在一九〇九年發現灑爾佛散，建立了一個有邏輯、有系統的藥物科研途徑。這表示，若能縝密思考，應用化學與生物知識，則可從零開始設計與合成新藥物。灑爾佛散也是另一個重要的製藥里程碑，六〇六號化合物可是第一個真正成功的抗生素。埃爾利希把含砷彈頭裝載到卡其色染劑時，尚未有任何可靠的有效藥物可治療傳染病。醫師有時能減輕許多疾病的症狀，卻不敢保證哪些藥物確實有效。但在埃爾利希之後，情況已改觀。灑爾佛散提供醫師前所未見的武器，確實摧毀疾病源頭，例如導致梅毒的病菌。

即使如此，灑爾佛散仍有不小的缺點。這種藥的劑量須經小心調配，太少不足以殺死梅毒病菌，太多恐怕連病人也會一命嗚呼。若梅毒晚期才用藥，灑爾佛散也無力回天。不過灑爾佛散最

大的局限性，在於只能治療梅毒。

如今我們能享受許多「廣效抗生素」（broad-spectrum antibiotic）的好處，例如盤尼西林（penicillin）與氟喹諾酮類（fluoroquinolones），它們都能對抗多種傳染病病原體。不過灑爾佛散是「窄效抗生素」（narrow-spectrum antibiotic），是曇花一現的奇蹟。在埃爾利希做出重大發現的年代，大家還不知道一款藥就能對抗多種感染。相對地，大家把焦點放在發現新藥上，無論最後效果究竟是好是壞。在埃爾利希的啟發之下，新一代的藥物獵人紛紛尋找起其他抗感染藥物。在二十世紀初期，最大的製藥廠實驗室（尤其是德國萊茵河畔的公司）會請一流的研究者，篩選能殺菌的染料。這股合成藥物的熱潮之初，大家興致沖沖，許多化學家還預測，藥物大發現的黃金時代即將到來。

然而好景不常。在經過二十年經費充足的藥物搜尋之後，沒有任何人發現新的抗生素。到了一九三〇年代早期，大家漸漸認為，埃爾利希是太好運，才會找到合成藥物的辯白書。科學家開始提出，灑爾佛散只是特例。後來在一九三五年，拜耳公司（Bayer AG，前身是創造阿斯匹靈的化學公司）終於挖到金礦。拜耳公司在一九三二年集結另一群研究團隊，設法靠著一種苯胺染料，解開廣效抗生素之謎。團隊以成千上萬的小鼠測試成千上萬種染料，沒有一種看起來有希望。但某一天，他們在測試一種鮮紅色染料時，發現它能殺死幾種不同的感染性病菌。拜耳把這種新藥稱為百浪多息（Prontosil）。

百浪多息是第一種廣效性抗生素，可治療各種鏈球菌屬（streptococci bacteria）引起的疑難雜症，包括血液感染、皮膚感染與產褥熱。但這種藥令人疑惑——只對活的動物與活人有效。它無法殺死試管中的細菌。拜耳公司覺得這是新的謎團：為什麼百浪多息能根除體內的病原體，但若病原體在人體之外，抗生素就沒輒？

這藥理學的謎團最後終於由巴斯德研究院解開了。研究團隊發現，百浪多息經過肝臟代謝後，會被分解成許多較小的化合物，其中一種是稱為氨苯磺胺（sulfanilamide）的無色分子。他們指出，百浪多息的大分子對於病菌沒有任何影響。相對地，較小的氨苯磺胺分子才能真正對抗病菌，消滅住在活體動物與培養皿中的病菌。百浪多息無法殺死體外的病菌，是因為尚未分解成活性成分。

拜爾製造出第一種廣效型抗生素，固然是了不起的豐功偉業，卻和灑爾佛散一樣，是依據錯誤的假設而來：誤以為有毒染料選中了目標病菌。其實這只是純粹的生化機率，哺乳動物的生理機轉把紅色的百浪多息染料變成全新的化合物，順利治療了感染。不過這發現讓拜耳在科學上只是有點難堪而已，財務上則是損失慘重。氨苯磺胺是化學家幾十年來都在使用的常見化合物，因此無法取得專利。在巴斯德研究院於一九三六年發表氨苯磺胺報告的隔天，全球各地的化學廠商醒來，發現他們手中握有神奇的藥物，誰都可以合法製造與銷售。

在短短幾年內，好幾百間公司紛紛推出自家的氨苯磺胺，國際間湧現一股「磺胺熱潮」。在林林總總的新磺胺製劑中，美國田納西州的製藥廠馬森吉爾（S. E. Massengill Company）推出了一種「磺胺酏劑」（Elixir sulfanilamide）。這家公司是由薩謬爾・伊凡斯・馬森吉爾（Samuel

Evans Massengill）在一八九八年的田納西州布里斯托（Bristol）成立。馬森吉爾是納什維爾大學（University of Nashville）醫學院畢業生，他的公司在這之前曾生產過鎮痛藥、軟膏等，產品名稱都有老闆姓氏的影子，例如安納吉爾（Anagill）、德瑪吉爾（Dermagill）、吉亞吉爾（Giagill）、雷薩吉爾（Resagill）與薩洛吉爾（Salogill）。

馬森吉爾的氨苯磺胺製作方式很簡單。他依照藥廠首席藥理學家哈洛德．威金斯（Harold Watkins）提出的配方，先將氨苯磺胺以二甘醇（diethylene glycol）溶解，再加入蔓越莓口味的調味劑。雖然威金斯是化學科班出身，但他顯然沒發現帶甜味的二甘醇含有劇毒。（今天，二甘醇是煞車油與壁紙清除器的成分。）

到了一九三〇年代，動物測試在製藥界已相當普遍，但威金斯為了趕著讓磺胺酏劑上市，因此未進行活體生物測試。這種看似過分的疏忽並不違法，畢竟當時法律並未規定藥物上市前需先測試。雖然國會在一九〇六年已成立ＦＤＡ，但這機構基本上沒什麼公權力，主要目標是禁絕偽藥或標示錯誤的產品，而非強力執行藥品安全。

一九三七年九月，磺胺酏劑在全國藥局上市。密西西比州橄欖山（Mount Olive）的牧師詹姆斯．愛德華．伯德（James Edward Byrd）很快買了一瓶。伯德是六十五歲的浸信會牧師，長期在密西西比浸信會主日學校擔任祕書長。十月十一日，他去找好友阿奇伯德．卡霍恩醫師（Dr. Archibald Calhoun），想治療膀胱炎，這是種疼痛無比的泌尿道感染。卡霍恩醫師開了磺胺酏劑的處方，這在當時仍是安全且相當有效的膀胱炎用藥。伯德去附近藥房，憑醫師處方領藥，於是藥師給了他一瓶馬森吉爾藥廠的磺胺酏劑（卡霍恩醫師也開了磺胺酏劑給其他五個人）。

在服用了醫師指定劑量之後，伯德便前往諾克斯維爾（Knoxville）參加牧師會議。隔天，伯德「感到頻尿」，但「尿排不太出來」。幾天之後，伯德仍排尿困難，因此住進諾克斯維爾的醫院，診斷出嚴重腎衰竭。院方緊急進行生理食鹽水與葡萄糖的靜脈注射，設法刺激他的腎臟功能，卻不見效果。伯德在痛苦中病逝，妻子莉歐娜（Leona）與兩名兒子隨侍在側。

後來，兩名芝加哥大學的醫師在《美國醫學會期刊》（*Journal of the American Medical Association*）上發表文章，認為伯德之死是肇因於二甘醇，這種化合物會破壞腎臟。博德的醫師卡霍恩十分沮喪。他上書給富蘭克林．羅斯福總統（Franklin D. Roosevelt，小羅斯福總統）：

> 任何行醫超過四分之一個世紀的人，必定見過不少死亡。但若發現，其中六人的死亡（全是我的病人，其中一人更是我的摯友）是我無意開出的藥方所造成，並發現我開的新藥（正如田納西州一家有聲望的大藥廠所稱）忽然成為新的致命毒藥，必然使我日日夜夜飽受理智與精神上的折磨。我不相信有誰承受這種痛苦，還能活得下去。

馬森吉爾的磺胺配方在全美造成百餘人喪命，其中許多是孩子。他們喉嚨痛求診，醫師便開立這種酏劑。奧克拉荷馬州土爾沙市的梅絲．尼迪芙勒女士（Maise Nidiffer），便是受害病童的母親。她也寫信給小羅斯福總統：

我第一次帶著瓊恩（Joan）去看醫師，醫師開了磺胺酏劑。後來，我們只能照料她的小墳……看著她幼小的身軀痛苦打滾，以稚嫩的聲音吶喊，幾乎讓我發瘋……懇請採取進一步措施，禁止此藥販售，以免再奪走幼小生命，留下無盡的傷痛與無望的未來，正如我今晚的感受。

一九三〇年代，聯邦政府似乎把藥物看得和迴紋針或長褲差不多，也沒有制定任何安全規範。美國醫學會也不參與藥物核准。這個專業醫藥組織，只負責分享藥廠或醫師自動提出的藥物資訊。馬森吉爾並未公布任何關於磺胺酏劑的資訊，因此美國醫學會絲毫無從掌握起。

後來，美國醫學會得知病患服用磺胺酏劑死亡，於是發電報給馬森吉爾本人，要求他說明公司藥物的成分。馬森吉爾承認藥中含有二甘醇，但堅持這項資訊必須嚴格保密。他並非認為這溶液有毒，只是擔心其他廠商可能會盜用配方。美國醫學會當然有所質疑，指出磺胺酏劑已造成愈來愈多人死亡，這時馬森吉爾與公司首席化學家威金斯承認，他們並未進行毒性測試。不過他們也說，死亡案例可能是同時服用其他藥劑，才造成此等遺憾。威金斯為了展現對自己產品的信心，甚至喝下些許磺胺酏劑，且「很榮幸報告，我沒有任何不良反應」。

威金斯雖然進行了自我試驗並沾沾自喜，但兩週後公司態度突然大轉彎。一九三七年十月二十日，馬森吉爾醫生發了簡短的電報給美國醫學會：「請透過西聯公司發電報，建議我方磺胺酏劑如何解毒與治療。」美國醫學會的回答也一樣簡潔：「解藥未知，藥物只能舒緩症狀。」換言之，沒有任何方式能彌補這藥劑對腎臟的嚴重傷害。

ＦＤＡ竭盡所能，運用有限的資源處理危機，派員視察馬森吉爾藥廠位於田納西州布里斯托的總部。視察員抵達時，得知公司已發電報給銷售人員、藥師與醫師，要求回收剩下的磺胺酏劑。不過，這電報看不出事態緊急：「回收磺胺酏劑，請立即退回未開封使用的存貨。」ＦＤＡ視察員堅持，馬森吉爾必須發出強制回收通知，於是他在十月十九日又發另一則訊息：「務必立即回收所有外流的磺胺酏劑。產品可能危及性命。退回所有存貨，我方付費。」

這是美國第一次對藥害危機有所回應。在這次事件中，ＦＤＡ的兩百三十九名現場視察員幾乎全員出動，回收有毒藥物。這是很令人欽佩的行動，畢竟藥物安全當時並非歸ＦＤＡ管轄。視察員不辭勞苦，尋訪每一位開過磺胺酏劑的醫師、每間販售磺胺酏劑的藥房，以及曾服用磺胺酏劑的病人。這藥物總共售出兩百四十加侖，而他們回收兩百三十四加侖又一品脫。然而那流出的六加侖已造成逾百人死亡。

媒體大肆抨擊這家公司，砲火之猛烈，恐怕只有厄普頓・辛克萊（Upton Sinclair, 1878~1968，美國知名記者與作家，曾獲普立茲獎）揭發肉品加工業黑幕的小說《魔鬼的叢林》（*The Jungle*）可比擬。馬森吉爾被問及他在醜聞中的責任時，他宣稱「藥物致命，我的化學家與我深感遺憾。但此藥品的生產過程並無過失。我方向來提供合法的專業需求，從來沒有一次能預知憾事。我不認為我方有任何責任。」

從法律上來看，馬森吉爾說的沒錯。根據當時的法令，他公司沒有任何行為可視為重罪。田納西州格林維爾（Greeneville）聯邦法院判決馬森吉爾公司違反一九〇六年的《純食物與藥物法》的規定，將不含酒精的製劑標示為「酏劑」（elixir）。這不是什麼大不了的違法行為，因此公司只需支付一百七十項標示不實，每項一百五十美元的罰鍰，總共兩萬六千美元。不過一百二十一名受害者家屬，卻沒有得到任何賠償。

但是調製這項製劑配方的化學家威金斯，不像他老闆那麼無所謂。他逃不過良心譴責，在等待聯邦判決期間，便朝腦袋開槍，飲彈自盡。另一方面，馬森吉爾繼續當藥廠老闆。他是藥廠唯一的老闆，不可能下臺。馬森吉爾公司仍是私人藥廠，持續營運多年，直到一九七一年由美占集團（Beecham, plc）收購。一九八九年，美占與另一家藥廠合併，成為史克美占（SmithKline），二〇〇〇年再與其他公司合併成葛蘭素史克（GlaxoSmithKline）。因此，馬森吉爾公司的後嗣今天依然存在，每年銷售總值達數十億美元的藥物。

磺胺酏劑中毒事件引起公憤，受害者家屬寫給小羅斯福總統的信件廣為人知，促成國會在一九三八年通過《聯邦食品、藥品與化妝品法案》（*Food, Drug and Cosmetic Act*），規範藥物的銷售與宣傳。這法案也促成現代FDA的成立。如今藥物從一開始研發到人體測試，都受到FDA的規範。若藥物研究最後可能發展成商業藥品，都必須遵照「優良實驗室操作規範」（Good Laboratory Practice）。一名在氰胺大藥廠任職的高層主管曾告訴我，優良實驗室操作規範的設計，「是強迫你證明自己不是壞蛋」。

ＦＤＡ在核准人體測試之前，會審查藥廠實驗室的試管和動物安全測試結果。藥廠必須將測試資料做成完整檔案，送交ＦＤＡ審查。經ＦＤＡ核准，廠商便會在ＦＤＡ的監督下進行人體測試。唯有ＦＤＡ裁定藥物具安全性，且能產生其所聲稱的效果，才會核准這項藥物上市。即使藥物上市之後，ＦＤＡ仍持續監督，追查這藥物是否有測試期間沒有發現到的意外或罕見反應。

一九三七年，在磺胺藥物熱潮的全盛時期，ＦＤＡ前身的現場稽查員與化學家共有兩百三十九名。到了二〇一三年，ＦＤＡ有逾九千名員工，年度預算超過十二點五億美元。從病患與消費者的觀點來看，我認為任何可能對大眾造成危害的產業（例如製藥業），都必須受法律規範。真正的問題在於，如何在政府規範與創新自由之間，拿捏適當的平衡？

一九三七年的例子就是拿捏不當。製藥公司太自由，卻拿民眾性命開玩笑。如今情況比較複雜。想想看愛滋病危機早期的情況。那時愛滋病釋放力量聯盟（ACT UP）等社運團體向ＦＤＡ請願，要求放寬愛滋病藥物臨床測試的規範。這些病患權益團體指出，愛滋病患已命在旦夕，何不給他們一點點渺茫的生存機會，准許藥廠以病患進行抗愛滋藥物測試？這是天秤往創新的一端偏，看起來似乎頗合理。

我在製藥業待了近四十年，認為絕大多數的藥物研究者很正直，莫不致力尋找能真正助人的藥物。雖然大眾對藥廠沒有好感，但在多數藥物回收事件中，起因並非欺騙或貪婪，而是在人體生物學前線的工作者真正犯錯。但在此同時，現今藥物開發所牽涉到的金額之龐大，因此偷工減料的誘惑依然很大。

我在芬芬減肥藥（Fen-phen Diet Drug）的全盛時期，任職ＡＨＰ的製藥部門。在一九七〇年代，ＡＨＰ率先在臨床上引進芬氟拉明（fenfluramine，氟苯丙胺）當作減肥藥，但是並未受到歡迎，因為它的減重效果是暫時的。這藥物到一九九二年突然翻紅，因為當時羅徹斯特大學（University of Rochester）的研究者發表了一篇研究，顯示氟苯丙胺若與和另一種減肥藥芬特明（phentermine，也是ＡＨＰ生產）合併使用，對慢性肥胖的減肥效果優於節食或運動。

芬芬混合藥物一夕爆紅。一九九六年，美國開出的芬芬減肥藥處方一年高達六百六十萬次。不幸的是，雖然這兩種藥物都是ＡＨＰ生產，但公司從未混合測試這兩種藥物。我與公司其他研究人員都主張，公司應該設法理解這突然翻紅的混合藥物，也警告高層，公司是把自己並未完全了解的東西，出售給好幾百萬人。

管理高層對我們的疑慮置之不理。畢竟這兩種藥物都經過ＦＤＡ核准，而要能得到ＦＤＡ的核准既不容易，也不經濟。不僅如此，羅徹斯特大學的科學家已以第三方的立場，推薦這種藥物組合，說那是安全有效的減重方式。高層認為ＡＨＰ已盡本分，無須額外做新研究或測試。不過，他們很快就後悔了。

一九九六年，《新英格蘭醫學雜誌》刊出一篇報導，提到二十四個使用了芬芬混合藥物的病人。作者指出，使用這種藥物組合與二尖瓣功能障礙之間的關聯性。同年稍晚，一名三十歲女性在服用芬芬一個月後心臟出現問題，最後死亡。不久，ＦＤＡ接獲通報：上百個服用芬芬的病人，出現二尖瓣功能相關的心臟病。進一步調查顯示，即使這兩種藥物分開使用時極少出現毒性，但合用則可能導致心臟出問題。FDA判斷，芬氟拉明是這種混合藥物中的搗蛋鬼，並在一九九七年，下令從市面上回收芬芬減肥藥。

病人陸續控告AHP。芬芬事件成為《美國律師》（*American Lawyer*）封面頭條，這份雜誌指出，自稱此減肥雞尾酒藥物受害者所提出的產品責任訴訟，總共超過五萬件。截至二〇〇五年，AHP（後更名為惠氏〔Wyeth〕，現為輝瑞子公司）提出五千到兩萬美元的和解金給諸多提告者。然而受害者經常拒絕和解，認為金額過低。根據估計，AHP必須付出的賠償責任金高達一百四十億美元。

芬芬減肥藥的災難顯示，法規要取得平衡多麼困難。和磺胺酏劑的開發不同，這兩種減肥藥在研發過程的每個階段都受到嚴謹監督。雖然AHP從未明確測試過芬芬藥物混合使用的結果，但醫師在開立處方時，以新方式合併使用兩種合法藥物是很普遍的情況，這樣做也不違法。即使芬氟拉明突然翻紅，AHP管理層決定不檢測芬氟拉明，但很難一口咬定這決策違反道德。畢竟他們向來希望這藥物能受歡迎，而有FDA檢測的嚴格系統把關，代表這藥物或許可廣泛使用。

在磺胺酏劑的事件中，馬森吉爾的老闆與化學家顯然有罪，他們根本沒做最基本的安全測試。相對地，雖然AHP身為公司，對於芬芬受害者有道德與法律上的責任，但很難把矛頭指向某個人，比如有哪個貪婪的惡霸或搞不清楚狀況的高層主管做出糟糕的判斷，導致他在道德上必須對這雞尾酒藥物的後續傷害負責。二尖瓣的問題是非常罕見的反應，在測試時根本沒有出現，直到大量病人開始廣泛混用兩種藥物時，問題才冒出來。

我認為ＡＨＰ越線之處在於行銷。雖然銷售人員提醒醫師關於羅徹斯特大學的研究並無違法，但若在ＦＤＡ確實核准芬芬藥物混合使用之前，就公然推薦醫師這種做法，則不道德也不合法。話雖如此，ＡＨＰ的銷售代表顯然鼓勵醫師開這雞尾酒藥物的處方。

磺胺酏劑與芬芬事件凸顯出任何新藥開發的棘手層面：副作用。以馬森吉爾的藥而言，主要的副作用（導致攝取者嚴重腎衰竭）並非藥物的活性成分所導致，而是藥物的配方（formulation），也就是這藥物如何調製，又如何讓人類攝取。如今美國ＦＤＡ所制定的法規，就是要確保製藥公司所釋出的配方不含任何有毒的摻雜物。

相對地，芬芬雞尾酒藥物危險的副作用，主要來自兩個不同源頭：第一，兩種藥物活性成分之間，出現始料未及的交互作用；第二，芬氟拉明的罕見副作用，在藥物臨床測試時從未出現。藥物副作用如今仍是很常見的風險。舉例來說，若將酒精與苯二氮平（例如抗憂鬱的利眠寧〔Librium，一種氯二氮平〕）混合，或單胺氧化酶抑制劑（MAO inhibitor）的抗憂鬱劑（例如腦定安〔Nardil〕，苯乙肼）與選擇性血清素回收抑制劑（ＳＳＲＩ）抗鬱劑（例如百憂解〔Prozac〕）一起服用，可能會致命。ＦＤＡ在藥物上市之後仍持續監測其表現，這樣藥物合併使用時若出現預期外的副作用，才能盡快發現，只是ＦＤＡ核准的藥物在合併使用後導致危險或致命副作用的情況，未來仍可能發生。

為什麼藥物會產生這麼多不理想的副作用，即使你只為了某種原因，服用某一種藥物？我認為，這可透過兩種基本機制解釋。第一，許多藥物會影響人體內多種生理目標，因為人體內不同部分常有共同的生物靶區（biological target）。標準癌症化療就是好例子。「化學療法」能摧毀癌細胞，是對癌細胞的快速細胞分裂起作用。不過，人體內許多其他細胞也會快速細胞分裂（例如能造新血的骨髓細胞），化療時這些細胞也會受到波及。另一個例子就是威而鋼（Viagra），其目標是陰莖的五型磷酸二酯酶（PDE5）。PDE5也存在於心血管系統，因此威而鋼會意外導致臉部潮紅與頭痛。此外，視網膜中也有極類似的酵素PDE6，高劑量的威而鋼可能導致失明。

人體的任何一種受體通常會出現在多種部位，也類似其他受體，因此很難找到某種化學物質只對某種生理目標起作用。但某藥物同時對多種目標起作用，有時也可能帶來好處。舉例來說，抗精神病藥會對多種目標起作用，但對其中兩種目標（多巴胺受體與血清素受體）的作用恰好彼此抵消。某種抗精神病藥對多巴胺受體的作用，是動作無法控制，但這藥物對血清素受體也會起作用，因此調節了動作。

藥物之所以會出現不良副作用，還有另一個主要因素。藥物是化學物質。外來的化學物質進入人體之後，就可能和人體內自由漂浮的化學物質（這些物質稱為代謝物，亦即健康的生理過程所產生的副產品）產生不好的交互作用。比方說，藥物可能取代了代謝物，成為不完美的代謝物替代品，導致我們的生理過程運作出現問題。藥物甚至可和人體代謝物直接進行化學反應，產生新的、且可能有毒的化合物。

通常化學物質不太可能只產生良好的效果，卻不附帶不良、有害甚至危險的後果，因此藥物獵人（及FDA）必須在正面與負面反應間取得平衡，才決定某種藥物是否適合人類使用。

尋找新藥，勢必得稍微冒點風險。不願承擔風險，就不可能開發新藥物。我們固然可設立更多法規來降低風險，但這樣也會提高藥物研發成本，導致今天開發一種新藥的平均成本，估計為十四到十六億美元。這高得離譜的財務門檻，使得能脫穎而出的藥物非常少。如果我們想消除未來發生芬芬藥害的可能性，唯一的解決方案是大量增加核准藥物的法令，確保各式各樣的藥物合併使用都經過評估。但這又會進一步提高新藥研發成本，也會進一步降低新藥的數量。這就是當代藥物搜尋最令人卻步的障礙。要能安全尋找新藥，其代價實在昂貴得難以想像，但少了驚人的安全性支出，可能會導致某些「高危險群」傷亡。

此外，FDA仍是政府的官僚機構，免不了因為缺乏效率，使得良藥開發受阻。我舉個例子。在一九八〇年代晚期，我任職藥廠的一名同事不滿上司，遂憤而離職，之後轉職到FDA。從大藥廠轉職到FDA的情況很常見，所以我不以為意，平日照樣努力研發藥物。但我後來發現，我們向FDA申請的某些計畫會被放大檢視。每回我們提出一項報告，FDA總能從雞蛋裡挑骨頭，找出顯然是不小心犯的錯誤，並要求我們修改，重新提出報告。這導致流程不斷延宕，更嚴重的是，重提報告代表成本持續高升。

氰胺決定追根究柢，找出為什麼FDA老是刁難我們。結果是我前同事從中作梗。他利用在FDA的新工作，阻礙我們的藥物搜尋計畫。嚴格來說，他的舉動沒有違法——他不是憑空反對、阻礙我們；他只是設法在我們的提案中找出瑕疵，即使那只是雞毛蒜皮的小事，但之後他就可以宣稱這個瑕疵需要更完整（以及昂貴）的修正。這無疑是挾怨報復。即使如此，我們只能盼望，折磨我們的人，某天也會不滿他在FDA的主管，運氣好的話最好辭職。

如今要避免磺胺酏劑的災難重演，美國FDA依然是最舉足輕重的保護者，只是這保護成本高昂。在二〇〇一年九一一事件後的兩個星期，我從紐澤西搭機前往波士頓。這是我經常搭乘的航線。當我抵達紐華克機場，發現這裡靜悄悄、彷彿荒廢，氣氛無比詭異。我所搭的航班通常會超賣，有上百個乘客搶著搭機，但這時只剩下二十多名乘客。我坐在靠走道的位置，另一名女子坐在旁邊。一分鐘後，一名皮膚黝黑的大鬍子男子登上飛機，朝我們走來。那名女子抓住我的手，以發抖驚恐的聲音悄悄說：「噢我的天……」

當然，什麼事也沒發生。那名男子看起來像中東人，但很可能來自其他地方，和我們一樣焦慮。在恐懼瀰漫的環境下，大家都很感激美國運輸安全管理局（TSA）能成立，而在九一一後不久的那幾年，旅客在機場見到運輸安全管理局的官員，大多覺得謝天謝地。

但時至今日，運輸安全管理局已成為眾矢之的。我們每回旅行時都必須掏出口袋、脫鞋子、抽掉皮帶、拿出筆電。我們不能再帶飲料上機，連常見的洗髮精、牙膏或刮鬍膏等盥洗用品都不行，只能帶我們常常遺忘的旅行組。安檢隊伍拖得很長，前進又慢，有時甚至耗時太久，害我們來不及抵達登機門，錯過飛機。

保護社會不受恐攻威脅，需持續權衡安全、個人自由與成本（例如安全措施愈多，稅與機票費用也會更高）。同樣地，要避免社會受到危險藥物的威脅，也得在安全、成本與重要藥物延緩上市、進不了醫院藥庫等因素中，不斷調整適當的平衡點。

第七章

藥物獵人的教科書

藥理學成為科學

「我在耶魯大學時，哈佛與耶魯的學生常爭論，哪所學校的藥理學課程比較糟。」

——美國藥理學家路易斯．古德曼（Louis S. Goodman, 1906~2000），《治療的藥理學基礎》（*The Pharmacological Basis of Therapeutics*）作者

十九世紀下半葉，數十萬華工湧入美國，興建橫貫大陸鐵路。這群移民帶來他們愛用的民俗藥物：從略有毒性的泥蛇身上提煉油脂。華工把這鎮痛油抹在關節上，舒緩關節炎與滑囊炎。許多生意人看中這藥在移民社群的商機，便開始動起腦筋，想自行生產美國版蛇油。

其中一位精明的生意人是「響尾蛇王」——名叫克拉克．史丹利（Clark Stanley）的牛仔。他聲稱，霍皮族（Hopi）的巫醫告訴他，草原響尾蛇油具有神奇功效。他在一八九三年芝加哥世界博覽會中販賣這種蛇油。從他的推銷方式便能看出，他很明白表演所帶來的幫助。史丹利在一群全神貫注的潛在顧客眼前，把手伸進裡頭有東西扭動的麻布袋，然後抓出一條齜牙咧嘴、長長的響尾蛇。他馬上用刀劃開這條蛇，清出內臟，再把牠扔進水中。等蛇脂浮到大鍋頂部時，響尾蛇王就用勺子把油撈起，裝進四吋高的瓶子。瞠目結舌的觀眾立刻把蛇油搶購一空。

事實上，史丹利的蛇油根本沒有蛇油，無論是響尾蛇還是其他蛇的油脂都沒有。瓶子裡裝的是礦物油、牛脂與紅椒混合物，也含有少許松節油，使之散發出藥味。即使史丹利的顧客買的根本是假貨也無妨，反正無論真蛇油或假蛇油，統統沒有療效。

史丹利在世界博覽會以蛇油誆騙民眾，而近半個世紀過去，一九三七年的磺胺酏劑藥害事件凸顯出藥物若不受法令規範，又可能引發何種危險。這也代表，美國近五十年無法無天、藥品隨人賣的時代告終。磺胺酏劑藥害事件，使大眾對於政府介入製藥產業的態度大有改變，更可以看出FDA的公權力大幅提升。不過，這事件仍未改變藥物搜尋最麻煩的一點：藥理學並非論點一致、首尾連貫的科學。

到了一九四〇年代初，即使消費者要求政府更嚴格監督新藥開發，但FDA仍缺乏嚴謹的科學報告當作監督依據。在一九四〇年代，不僅醫學院多半未設藥理學系，甚至連藥理學的課程都付之闕如。原因之一在於，藥物科學缺乏基本思想，也無有條理的因果原則，和航太科學等其他科學領域並不相同。航太科學是靠著四種力的向量組合才飛得起來，實務人員能精準預測任何設計的機翼的升力。相反地，藥理學是將微生物學、生理學、化學、生化學等學門的觀念東拼西湊，再加上不同情況下的藥效臨床觀察大雜燴，根本缺乏連貫性。

在藥學的領域裡，事實與錯誤觀念不易區分，因此多數醫師認為，教導醫學生任何藥理學原則根本沒有意義——畢竟這課程模糊地帶太多，教學內容的對錯比例可能不相上下。相反地，受訓學生是跟著醫師在病房學習藥物性質；前輩醫師把自己各種投藥經驗分享給後輩，像中世紀的藥房一樣，由師傅傳給學徒。因此，在何種情況下要使用何種藥物根本眾說紛紜。從書上或科學文獻中，根本學不到藥物的知識。

藥物搜尋、藥物測試與投藥方法總算躍身為正統（甚至獨特）的科學，得歸功於耶魯大學的兩名年輕人。在一九三〇年代晚期，阿弗列德・吉爾曼（Alfred Gilman, 1908~1984）與路易・古德曼（Louis Goodman, 1906~2000）剛擔任耶魯醫學院藥理學系的副教授，當時美國可沒有多少藥理學系。他們的工作是教醫學院學生藥理學，這工作可說是苦差事。這教師雙人檔要面對的一大問題，在於找不到實用的藥理學課本。現有的課本若非寫得不好，就是已過時不堪使用；多數課本都有這兩項缺點。

於是吉爾曼與古德曼決定攜手合作，自行撰寫教科書。就像科達斯在五個世紀之前，提筆寫下開創新局的《藥典》，這兩位年輕科學家也準備彙編最完整的巨著，將當時所知的事情全數納入。正如科達斯，他們的著作講究實用、注重證據，資料都是已發表過的研究，而非口傳。不過，他們比科達斯更進一步，率先援引其他醫學新知，把人們不太理解的藥物，放在更廣泛的人類生理學、病理學與治療原則的框架之中。兩人構思的時候，最大膽的決定是要依循藥物動力學（pharmacodynamics）的理論，這新興領域是研究藥物劑量及其生理反應之間的關係。如今藥物動力學是現代藥理學的中心概念，但在一九三〇年代，古德曼與吉爾曼的許多同事都認為這領域沒有多少價值。不過，古德曼與吉爾曼想要把所有關於藥物的事實與證據，全部收錄在這著作中。

不意外地，寫這本教科書是浩大工程，很快占據這兩人所有時間，耽誤了專心教學與研究。這本書成為很大的風險投資。古德曼與吉爾曼的學術生涯——包括未來的終生教職——必須靠創新的研究，而非撰寫學生的新課本。但他們不放棄，逐漸累積出鉅細靡遺的藥典，且篇幅日益增加。

你手上的這本《藥物獵人》約有七萬五千個英文字。英王詹姆士一世的《欽定本聖經》（*The King James Bible*）收錄舊約和新約的神聖經文，共有七十八萬三千一百三十七字。但是麥克米蘭出版社（**Macmillan**）拿到古德曼與吉爾曼的完整書稿時，編輯瞠目結舌，因為內容超過百萬字。

麥克米蘭出版社馬上遊說作者，希望他們縮短書稿字數，但這兩位作者一句話也不肯刪。他們認為，這是第一部全方位的藥物科學調查。麥克米蘭出版社不得已，只好一刀未剪，在一九四一年很不情願地出版《治療的藥理學基礎》（*The Pharmacological Basis of Therapeutics*），但是這一千兩百頁的書定價為十二點五美元（相當於今天的一百八十五美元），比當時多數醫學教科書足足貴了百分之五十。出版社心存疑慮，擔心這麼高的定價會讓銷售成績很難看，因此只印三千本。不過他們答應作者，若初版在四年內賣完，就送他們一箱蘇格蘭威士忌。

六週之後，古德曼與吉爾曼就贏得了這箱威士忌，教科書第一版賣了八萬六千本。《治療的藥理學基礎》廣受藥學界的歡迎，儼然成為藥學界的共同聖經。這本教科書詳盡介紹每一種所知藥物，且所載資訊都有證據支持。不僅如此，這些資訊的編排都是依照科學法則，盼能從百家爭鳴的知識中，以清楚的秩序感脫穎而出。如果你想要掌握關於某藥的資訊，或只是想自學藥學這整門學問——好好研讀古德曼與吉爾曼的著作就是了。這著作前所未見。事實上，若要說這本書有什麼重大缺點，大概就是太書卷氣，對於原本的目標讀者（醫學院學生）來說，並不容易閱讀。

古德曼與吉爾曼在出版書籍時，也在美軍加入二次大戰之際為軍隊效力，他們理性搜尋藥物，付諸實行《治療的藥理學基礎》中所提出的觀念。美軍與耶魯大學簽約，要發展德國毒氣的解藥，包括磷酸酯（organophosphate）與氮芥類（nitrogen mustard）。吉爾曼與古德曼負責這項反制計畫。他們在研究期間，觀察到氮芥類有細胞毒性，表示這氣體會毀壞人體細胞，尤其是骨髓、消化道與淋巴組織中快速生長的細胞。這兩位年輕科學家心想，能不能改變氮芥類的用途，使之鎖定快速增長的淋巴腫瘤細胞，不扼殺健康細胞。

當時的癌症療法僅有手術與放射線治療。古德曼與吉爾曼在罹患淋巴瘤的小鼠身上測試氮芥類，結果腫瘤快速消失。接下來，他們在放射線治療無效的淋巴肉瘤（lymphosarcoma）末期患者身上測試氮芥類，結果相當亮眼：兩天內，病人的腫瘤軟化，四天之後就摸不到，再過幾天，腫瘤已經消失。古德曼與吉爾曼發明最早的癌症化療，交出了漂亮的成績單。

路易斯．古德曼博士也對能影響神經系統的藥物有興趣。其中一種是萃取自盤繞於熱帶樹木的開花植物莖皮，稱為箭毒（curare）。歐洲探險家在亞馬遜河上游盆地，發現原住民會用泡過箭毒的箭或吹箭來打獵。（curare源自於加勒比語的uireary，意為「殺鳥」。）這種藥物會導致呼吸系統肌肉麻痺，最後窒息。有趣的是，若直接吞服箭毒，則不會造成傷害，因為它的化合物無法通過胃腸壁進入血液，因此南美洲原住民吃下被箭毒殺死的獵物，仍安全無虞。一直到一九四〇年代，箭毒仍是醫藥界陌生新奇的玩意兒，但古德曼好奇，箭毒能不能用來當手術麻醉劑。

任何手術麻醉劑都必須具備兩種特質：（一）能讓使用者失去意識；（二）阻礙痛覺。為了評估箭毒的臨床用途，古德曼說服猶他醫學院麻醉科（Utah Medical School Department of Anesthesiology）主任，讓他把箭毒注射到主任身上，看看會如何。古德曼的團隊為前輩同事注射很高劑量的箭毒，再用圖釘去刺他。雙方還先講好以眨眼溝通，藉以監測這位麻醉學家的意識。

可惜這位麻醉學家仍能眨眼回答問題，代表他完全有意識，無法滿足第一要件。更糟的是，他依然感覺疼痛。他在心理上會因為每次針刺而退縮，無法滿足第二條要件。事實上，箭毒完全無法改變他的意識狀態，只是讓他肌肉無法移動。此外，這劑量實在太高，主任在注射後三十分鐘竟然停止呼吸。古德曼的藥物實驗差點讓麻醉科主任一命嗚呼，幸好他趕緊用橡膠氣囊，讓這位麻醉學家的肺部能換氣，直到藥效消退，他恢復正常呼吸為止。古德曼設法為一種有趣化合物找到新治療用途，這次以失敗告終。不過這實驗證明，要評估新藥物的潛力，可用更有系統、有邏輯的方式。

古德曼與吉爾曼的巨著內容不斷增加，《治療的藥理學基礎》如今已是第十二版，仍是二十一世紀醫學生最好的藥理學課本，也是所有藥物獵人的聖經。或許也只有這本課本，成為孩子命名的靈感。阿弗列德．吉爾曼就依照這本劃時代著作的作者姓名，將兒子取名為「阿弗列德．古德曼．吉爾曼」（Alfred Goodman Gilman, 1941~2015）。小阿弗列德．吉爾曼可沒辜負這充滿藥理學色彩的名字，日後成為德州大學達拉斯西南醫學研究中心（University of Texas Southwestern in Dallas）的教授，更因為研究 G 蛋白偶聯受體（G-protein coupled receptor，一種重要的藥物標靶），於一九九四年榮獲諾貝爾獎。

有了一九四一年出版的《治療的藥理學基礎》，藥物獵人終於能在藥物科學的連貫架構上，依科學方法找新藥。

第八章

參觀抗生素工廠

泥土微生物圖書館

「地面開裂，產出救恩。」

——以賽亞書四十五章8節

能夠殺死梅毒的灑爾佛散，是世上第一個真正的傳染病藥物，它有著「奇蹟之藥」的美稱。但灑爾佛散有個缺點：只能治療梅毒。

埃爾利希原本期盼著，這魔彈也能殺死其他感染性細菌，但一九一〇年代的實驗顯示，灑爾佛散除了梅毒螺旋體之外，對其他病原體毫無用武之地。諸如結核病（tuberculosis）[1]、破傷風（tetanus）、炭疽病（anthrax）、百日咳（whooping cough）、淋病（gonorrhea）、白喉（diphtheria）、傷寒（typhoid fever）、鏈球菌喉炎（strep throat）、風濕熱（rheumatic fever）與葡萄球菌等細菌性疾病仍無藥可醫，且可能致命。灑爾佛散在第一次世界大戰時已出現，卻無法預防細菌感染所導致的死亡，當時有三分之一的軍人死於細菌感染。

一九二八年，倫敦聖瑪麗醫院（St. Mary's Hospital）有個微生物學家在研究金黃色葡萄球菌。這種生物通常會在我們皮膚上默默生長，不造成危害。但如果它進入血液，可得當心了。金黃色葡萄球菌造成的感染或許輕微，只會導致膿痂疹（impetigo）——這是種兒童皮膚病，會產生小小的水泡或瘡。但其他葡萄球菌的感染卻可能致命，例如敗血症（septicemia）或中毒性休克症候群，會讓原本健健康康的人在幾小時內變成屍體。這位微生物學家研究葡萄球菌細胞時，用的是瓊脂平板培養法，也就是讓細菌在培養皿上的養分（洋菜）中生長。由於培養皿中的瓊脂（亦即洋菜）有堅固的表面，研究者能看得見在培養皿中擴散的細菌菌落，並仔細研究，而不是只能在充滿細菌、模糊一團的試管中霧裡看花。

有一天，這位微生物學家來到實驗室，發現一樁怪事。這位科學家叫亞歷山大．弗萊明（Alexander Fleming, 1881~1955），讀到這裡，你或許已知道接下來會發生什麼事。據說弗萊明讓實驗室的窗戶開著，而他檢查培養皿時，發現裡頭有黴菌生長，想必是從窗戶外飄來的。我向來懷疑這種說法。我常在窗戶緊閉的實驗室工作，有些地方甚至連窗戶都沒有，但最後培養皿還是會受到污染。（黴菌總潛藏在空氣中。）我們不知道黴菌究竟從何而來，但弗萊明倒是確知一件事——若有黴菌在葡萄球菌菌落的附近，菌落就不會孳生。弗萊明猜想，這黴菌會產生某種物質，對於葡萄球菌是有毒性的。他開始思考，這種神祕的物質能不能發展成新的神奇藥物呢？

弗萊明把這種尚待辨認的物質命名為「盤尼西林」（penicillin），這是源於長在培養皿的真

1譯註：結核病分成肺結核與肺外結核，在以下譯文中會視脈絡調整，翻譯為「肺結核」或「結核病」。

菌「產黃青黴菌」（*Penicillium chrysogenum*）。接下來，他進行一連串的試驗，測試盤尼西林的抗菌特性。令他開心的是，盤尼西林可殺死多種不同的致病細菌。因此弗萊明在一九二九年，於《英國實驗病理學期刊》（*British Journal of Experimental Pathology*）發表了這值得樂觀的發現。

然而，即使弗萊明的盤尼西林對白喉、風濕熱與鏈球菌性喉炎有治療效力，但是要發展盤尼西林商業用藥，眼前仍有重重障礙。首先，該如何大規模生產盤尼西林，方式尚不明朗。灑爾佛散是合成分子，製作方式是在實驗室調整化學染料分子，這表示，只要有必備的基礎化學物質，想生產多少灑佛爾散都不成問題。但是盤尼西林是小小的真菌。要能得到更多盤尼西林，就要培養更多產黃青黴菌，再從中萃取能抗菌的化合物。在弗萊明發現盤尼西林的時代，根本無人知曉黴菌如何量產，當時產量連一座小鎮的用量都不夠，遑論供全英國使用了。事實上，靠黴菌法而痊癒的病人，當時根本屈指可數。

第二，弗萊明發現，盤尼西林需要花很長的時間才能消滅病菌。我們如今知道這推論並不正確，因為弗萊明的投藥方式有瑕疵。弗萊明讓受試者使用盤尼西林時，並不是注射或服用藥丸（能讓藥物直接進入病人血液），而是當作外用藥。他擔心藥物還沒發生效果，就被人體分解掉，因此選擇把盤尼西林塗在病人皮膚上。弗萊明的盤尼西林劑量又低，效果便打了折扣，這在生產抗生素不易的當年，恐怕在所難免。

由於培養產黃青黴菌不容易，加上藥效似乎發揮得慢，因此弗萊明無法說服任何化學家生產成分較純的版本。弗萊明不免洩氣，在一九三〇年代斷斷續續試驗他的黴菌抗生素，但醫藥界始終忽略他的成果。他們認為盤尼西林永遠不可能成為有用的商業藥品。從一九二九年到一九四〇年，盤尼西林一直閒置在架上，成為實驗室的異數——沒有人用，也沒人做實驗。幾乎未曾有人深入檢視。若非有兩個移民科學家決定多看它一眼，盤尼西林或許不會成為名留青史的藥物。

霍華德．華特．弗洛里（Howard Florey, 1898~1968）與恩斯特．伯利斯．柴恩（Ernst Boris Chain, 1906~1979）都不是出生在英國的科學家，但除此之外，兩人的背景可說是天差地遠。柴恩一九〇六年生於柏林的猶太家庭，弗洛里則是一八九八年出生在澳洲南部的阿德雷德。柴恩的父親是個化學家，擁有好幾間化學工廠。他依循父親腳步，在一九三〇年取得腓特烈．威廉大學（Friedrich Wilhelm University，今柏林洪堡大學）的化學學位，但不久納粹掌權，迫使柴恩在一九三三年越過英倫海峽，來到英國，當時口袋裡只有十英鎊。另一方面，弗洛里在阿德雷德大學學醫，還得到羅德獎學金（Rhodes Scholarship），讓他到英國繼續攻讀病理學。

一九三九年，一位羅德獎學金得主與一位猶太難民，在弗洛里於牛津大學的病理實驗室相遇，共同追尋相同目標：讓盤尼西林成為有效的多用途抗生素。他們在閱讀弗萊明的研究之後，推測更純、濃度更高的盤尼西林，或許比弗萊明的低純度稀釋版本更能有效殺菌。柴恩在化學方面的造詣深厚，便著手製造純度更高的化合物。完成後，兩位科學家就用小鼠來做實驗。他們用的是效力較強的盤尼西林（今天稱為苄青黴素〔benzylpenicillin〕），結果顯示比弗萊明配方更能快速、完整治療細菌感染。他們在一九四〇年，發表這亮眼的新發現。

弗萊明看到這份研究之後興奮不已，旋即打電話給弗洛里，說幾天後要去造訪他們的病理實驗室。此時距弗萊明最初發表盤尼西林的研究，已經是十幾年前的往事了，因此柴恩聽到弗萊明即將造訪時還驚呼：「老天！我還以為他已作古了！」

一九四一年，弗洛里與柴恩治療了他們第一個病人。亞伯特．亞歷山大（Albert Alexander）的臉部被玫瑰的刺刮傷。亞歷山大實在不幸，這玫瑰刺上有致命的細菌，導致傷口感染，還蔓延得很快。不出幾天，他整張臉、頭皮與眼睛嚴重腫脹。他眼睛感染的情況太嚴重，醫師擔心感染會蔓延到腦部，奪去他性命，遂執行眼球摘除術。即使動了這麼大的手術，仍沒能遏止細菌蠶食鯨吞。亞歷山大命在旦夕，又沒有其他療法，正是盤尼西林試驗的不二人選。

弗洛里與柴恩把藥物直接注入亞歷山大的血液，不到二十四小時，他就出現起死回生的跡象。遺憾的是，弗洛里與柴恩一開始就用罄所有純化的盤尼西林，今天我們已知這劑量太少、用藥時間太短，不足以遏止這麼嚴重的感染。最初成效樂觀，但好景不常，亞歷山大又感染復發。雖然盤尼西林遏止部分細菌，但剩下的細菌仍無情進攻。幾天後，亞歷山大仍不敵病魔。弗洛里與柴恩明白，想完整測試抗生素的性質，就得設法做更多化合物。

製造盤尼西林，唯一的已知方式是透過「表面發酵」（surface fermentation），也就是讓產黃青黴菌在裝了洋菜的培養皿上生長。弗洛里與柴恩使用床上便盆裝滿洋菜，增加表面積。但即使培養基擴大，仍無法大幅提高藥物產量。他們決定，先以孩童進行測試，因為孩童體形較嬌小，需要的劑量較低。不久之後，弗洛里與柴恩就表示，盤尼西林能有效治療多種細菌感染，前提是直接注射入血液（他們的苄青黴素製劑在口服時無法發揮功效），且劑量夠高。然而高劑量的需求，使盤尼西林短缺的情況更惡化。

經過證實，盤尼西林是比灑爾佛散更好的神奇之鑰，每家醫院都極力爭取，盼能在少得可憐的盤尼西林供給量中分到些許。在二次大戰初期，盤尼西林最好的來源是已用這種藥物治療的患者尿液，因為病患尿液中，盤尼西林的活性化合物多半沒什麼變化。因此醫護人員莫不竭盡所能，收集病人的每一滴尿液，重新利用裡頭珍貴的藥物成分。

如何工業生產盤尼西林立刻成為惱人的問題。那時英國正與納粹德國交戰，面臨存亡關頭。無論藥物多重要，在激烈的戰事中，英國已沒有能力把有限的工業資源分一點給製藥。弗洛里的研究資助者洛克斐勒基金會（Rockefeller Foundation）鼓勵他前往美國，尋求英國盟友的協助。在一九四一年七月，弗洛里飛到紐約，與政府機構和民營公司會面。弗洛里與英國相當幸運，因為美國農業部決定參與。

美國農業部已在伊利諾州的皮奧里亞（Peoria）實驗室，以發酵法增加培養真菌的生長數量；此時皮奧里亞正設法增加產黃青黴菌的生長。美國農業部的科學家做出兩大貢獻。首先，他們在皮奧里亞水果市場的發霉哈密瓜上，找到一種產黃青黴菌株，這種菌株跟其他產黃青黴菌株相比，能產生更多盤尼西林。第二，他們發現，在裝了玉米漿（corn steep liquor，製作玉米粉時的便宜副產品）的深槽培養這種黴菌，並把空氣打進充滿黴菌的玉米漿（稱為空氣攪動〔sparging〕），則可快速生產更多盤尼西林。這種深槽生產法最大的優點，在於可推升產量。終於，他們促成了世界上第一種廣效性抗生素的工業生產。

美國大藥廠這時形成聯盟，彼此共同合作，分享生產盤尼西林的資訊。這些公司包括默克、施貴寶、輝瑞、亞培、禮來、帕克戴維斯（Parke Davis）與普強（Upjohn）等，在藥界漸被稱為「盤尼西林俱樂部」，也是當時大藥廠的代表。有趣的是，這些大藥廠現在只有亞培與禮來兩家仍是獨立公司。施貴寶後來被必治妥收購，默克後來被迫與先靈公司（Schering）合併，帕克戴維斯原本是全球前幾大藥廠，後來也被史上最大的製藥廠輝瑞併購。

在一九四三年的前五個月，美國生產了足夠治療四個病人的盤尼西林。接下來的七個月所生產的盤尼西林，足以治療二十個病人。隨著生產方式持續改善，到諾曼第登陸時（一九四四年六月），盤尼西林已足供盟軍使用。這是史上頭一次，傷兵在戰場上受傷感染後，還能快速復原。柴恩後來得知，他的母親與姊姊在德國集中營遭到殺害，不過他應該知道，他的研究在擊潰納粹上功不可沒。

到了一九四四年底，深槽生產法已臻完善，輝瑞成為全球最大的盤尼西林生產者，每個月都能生產足夠的劑量，治療一百名病人。雖然盤尼西林確實是神奇藥物，但有些細菌性疾病仍不受盤尼西林影響。這些疾病中最可怕的應屬肺結核，也就是「白死病」，病人因貧血而顯得蒼白。十九世紀，肺結核被視為「浪漫之病」，病人消瘦憔悴、外表憂鬱，常被稱為「可怕之美」。劇作家與詩人深受這種疾病吸引，因為肺結核病患會散發出悲劇性的憂鬱感，而病程是緩慢奪去病人性命，讓病人有時間整理人生的戀情，彌補破碎的關係，之後才會戲劇性的死亡。作曲家普契尼（Puccini）的作品《波希米亞人》（*La Bohème*）與威爾第（Verdi）的作品《茶花女》（*La*

Traviata）中，女主角皆在歌劇的最後一幕死於肺結核；《茶花女》就在醫師宣布她死亡時落幕。說不定沒有肺結核，世上最大的歌劇院都得關門大吉。

在現實生活中，肺結核毫不浪漫淒美。結核菌會感染肺部，緩慢且必然吞噬呼吸道，導致病人咳血，痛苦地日漸虛弱，蒼白消瘦。他們似乎被耗損了，愈見虛弱，因此肺結核最常見的名稱就有「消耗」之意（consumption）。肺結核傳染性極高，患者只要咳嗽、打噴嚏、吐痰，都可能把病原體傳給其他人（禁止吐痰的法律最初就是為了對抗肺結核疫情擴散，如今多數美國城市仍保有此法令）。盤尼西林發明時，肺結核唯一的治療方式就是把病人隔離在療養院，期盼病患自行痊癒。但事情鮮少如人願。

結核菌是殺人動作很慢的病原體，代表這種病原體高度演化。諸如人類免疫缺乏病毒（HIV）、嚴重急性呼吸系統綜合症（SARS）與立百病毒（Nipah virus）[2]等新演化的病原體，通常會快速奪去病患生命。從病原體的觀點來看，這種策略是有瑕疵的，等於撕掉了飯票。行動太快的病原體沒有機會擴散到更多宿主身上，就已把宿主殺死。相反地，高度演化的病原體會盡量延長在宿主身上得到好處的時間，讓病原體有更多機會感染他人。肺結核就是一種演化最先進的疾病，且歷史幾乎與人類差不多長久。時至今日，全球仍有約人口三分之一的感染者，每

2編註：一九九七年九月到一九九九年六月在馬來西亞爆發的人畜共通病毒，會引起急性腦膜炎。因是從Nipah地方開始傳播，故得名。

秒鐘都有新病例發生。所幸多數肺結核不會產生任何症狀，但即使如此，二〇一六年，全球仍有一千四百萬慢性病例，每年造成兩百萬人死亡。

柯霍發現導致了結核病的結核桿菌，並於一九〇五年獲頒諾貝爾獎。科學家試著以灑爾佛散對付結核菌，後來又用盤尼西林，但這兩種抗生素都無法對付這種異常活躍又適應力強的細菌。許多研究者指出，某些種類的病菌（例如結核桿菌）根本無法透過藥物殺死。但有個人持相反看法。

賽爾曼．亞伯拉罕．瓦克斯曼（Selman Abraham Waksman, 1888~1973）出生於距離基輔不遠的俄國城市普里路卡（Priluka），後來移民美國，於紐澤西州就讀羅格斯大學（Rutgers College），一九一五年取得農業學士學位。在農學領域中，作物的生長取決於作物與泥土之間的動態發展，土壤內的微生物也參與在內。瓦克斯曼對這互動很有興趣，尤其是能滋養作物的深色沃土。他就以土壤為學術研究對象——尤其是土壤裡的細菌。每當有機物質落到地面，一定得靠著土壤中的微生物分解，這些微生物還能將有機物轉換為植物生長所需的養分。在農業學校任職的瓦克斯曼，盼能掌握土壤微生物學，進而提高作物產量。

科學界最大的發現，往往是學者無心插柳，意外碰上的其他事物。舉例而言，生物學家芭芭拉．麥克林托克（Barbara McClintock, 1902~1992）曾研究為什麼玉米粒有不同顏色，最後卻找到現代生物學最大的發現——轉位子（transposon），亦即從某ＤＮＡ位置轉移到另一個位置的跳躍基因。同樣地，神經學家史坦利．布魯希納（Stanley Prusiner, 1942年出生）在擔任住院醫師期間，一名庫賈氏症（Creutzfeldt-Jakob，CJD disease）患者來求醫。庫賈氏症是神經退化疾病，死亡率百分之百。當時沒有人知道這種無藥可醫的怪病究竟如何發生，但布魯希納竭盡努力想幫助病患，最後發現了普里昂蛋白（prion）——這是一種全新的蛋白質病原體，科學界之前並無人知曉。麥克林托克與布魯希納都是因無意間的發現而獲得諾貝爾獎，而此時的瓦克斯曼，還不知道他將摘下屬於他的諾貝爾桂冠。

盤尼西林是土壤中一種常見黴菌的化合物，瓦克斯曼得知盤尼西林的成功之後，便馬上想到，是否其他微生物也有抗菌特性。瓦克斯曼多年來都在研究一群稱為鏈黴菌屬（*Streptomycetes*）的微生物，這類細菌非常多，會有一般剛翻過的土的獨特「土味」。一九三九年，他決定研究有沒有哪種鏈黴菌可殺菌，而且不只是要殺任何細菌——瓦克斯曼一開始就決定要搜尋結核病藥物，也就是盤尼西林無法對付的疾病中最致命的一種。

瓦克斯曼已知如何培養與隔離微生物，這畢竟是他的專業領域。但他不知道有效的鑑定方式，評估鏈黴菌屬化合物殺死結核病病原體的效果。雖然原則上，瓦克斯曼可在培養皿中培養結核桿菌，之後加入待測試的化合物即可——當初弗萊明就是這樣發現盤尼西林的效用。不過瓦克斯曼合理擔憂，大規模培養活的肺結核病菌會有危險，可能整個實驗室的成員都會被感染。

最後仍回歸到篩選的問題。瓦克斯曼解決這個問題的方式，是把鏈黴菌化合物用在恥垢分枝桿菌（*M. smegmatis*）上，這種細菌和結核桿菌關係密切，但是對人體無害。更棒的是，恥垢分枝桿菌比結核桿菌生長得快，因此更容易實驗。瓦克斯曼期盼，任何能殺死這替代細菌的物質，也能殺死結核桿菌。結果瓦克斯曼的假設正確，對芸芸眾生來說實在是一大福音。

瓦克斯曼的實驗室在一九四〇年，發現了第一個候選抗生素——放線菌素（actinomycin），它可有效對抗諸多病原體，包括結核桿菌。但瓦克斯曼的興奮感只是曇花一現。他們在動物身上測試放線菌素時，發現毒性太強，無法成為有用的藥物。於是，他又回過頭篩選其他鏈黴菌屬化合物。一九四二年，他的實驗室找到另一種候選抗生素，亦即今天所稱的鏈絲菌素（streptothricin）。這種化合物也有很好的殺菌效果，且這回進行動物測試時並未造成動物死亡，至少一開始是如此。

瓦克斯曼的團隊後來學到，原來鏈絲菌素會對腎臟造成緩慢傷害。動物可短時間耐受抗生素，但長期下來會造成動物腎臟衰竭，進而喪命。抗生素是在細菌生長時攻擊細菌，細菌若處於休眠狀態（例如在孢子或胞囊階段），抗生素根本無用武之地。通常細菌生長得愈快，抗生素就愈容易殺菌。可惜高度演化的結核菌生長很慢，這表示抗生素需要很長的時間才能殺死所有細菌，連鏈絲菌素也沒用。

雖然瓦克斯曼的希望又再度落空，不過這位藥物獵人不屈不撓，依然保持信心，認為團隊遲早有成功的一天。他們繼續篩選鏈黴菌屬化合物，最後終於在一九四三年，找到了一種位於雞氣管的灰色鏈黴菌（*Streptomyces griseus*）菌株。團隊發現，用這種奇特的菌株所製成的抗生素能殺死許多種細菌，包括結核桿菌。他們先在動物身上測試，欣然發現它沒有毒。他們將之命為鏈黴素（streptomycin）。一九四九年，默克藥廠推出鏈黴素商品，它是全球第一種肺結核藥物。總而言之，它救人無數。

在美國，結核病在貧窮移民之間尤為猖獗，有半數患者在診斷後的五內年死亡。在十九世紀末時，最好的治療方式就是陽光和山間的新鮮空氣。陽光普照的療養院在鄉間到處都是，尤其是落磯山脈附近的各州。杜魯多中心（Trudeau Institute）正是赫赫有名的結核病療養院，位於紐約州上州薩拉納克湖鎮（Saranac Lake），由愛德華・李文斯頓・杜魯多（Edward Livingston Trudeau）醫師創立。怪的是，杜魯多中心的位置並非陽光普照，周圍也不是山間，但沒有關係——反正療養院的肺結核療效都不怎麼樣。

抗結核菌素藥物上市之後，情況出現重大改變。病人不用在療養院漫漫等待，期盼疾病哪天能夠自動消失，而是能回到家，信賴真正的藥物療法。如今，結核病患會用多種抗結核菌素的雞尾酒療法，和治療後天免疫缺乏症候群／愛滋病（HIV／AIDS）病患的雞尾酒療法差不多。目前建議的雞尾酒療法包含四種抗生素：異菸肼（isoniazid）、利福平（rifampicin）、吡嗪醯胺（pyrazinamide）與乙胺丁醇（ethambutol）。如果適當投藥，可望完全治癒。

瓦克斯曼的發現不僅讓他獲得諾貝爾獎，也打開通往泥土圖書館的大門，推動了製藥業的新風潮。成千上萬的藥物獵人在世界各地挖土，希望找到能殺菌的微生物，於是開啟「抗生素研究黃金時代」。二十一世紀藥箱裡的許多抗生素都是在這時發現的，包括枯草菌素（bacitracin，一九四五）、氯黴素（chloramphenicol，一九四七）、多黏菌素（polymyxin，一九四七）、氯四環素（chlortetracycline，一九五〇）、紅黴素（erythromycin，一九五二）、萬古黴素（vancomycin，一九五四）與諸多抗生素。

弗洛里重新研究盤尼西林，讓醫師、科學家與一般大眾明白，抗生素藥物可完全殺死體內的病原體，消除所有症狀，確保疾病不會傳染給別人。治療傳染病的藥物，是二十世紀初藥物搜尋的聖杯，它也開啟了泥土時代，每一家大型藥廠都有團隊致力於泥土微生物研究。不過，盤尼西林也透露出另一個相當惱人的現象。病菌在接觸了抗生素之後可能會改變特性，不怕藥物傷害。這就像細菌換上了新盔甲，專門抵抗大藥廠的藥。

第一宗病原體對盤尼西林產生抗藥性的報告出現在一九四七年，距離藥物量產後僅僅四年。不過，盤尼西林並非唯一失去神奇光環的神奇藥物。四環黴素（tetracycline）是另一種早期抗生素，上市後十年內也碰上抗藥性。紅黴素過了十五年才出現抗藥性，慶大黴素（gentamicin）過了十二年出現抗藥性，而萬古黴素則是十六年。一開始，科學家覺得相當困惑。新的神奇藥物最後都會失去效力，猶如良駒老化。後來他們明白，原來病原體會演化。

這是藥理學史上的一大戰爭——堪稱醫學史的一大戰爭——疾病與藥物間的攻防戰永無止境。藥物獵人會發掘某種新的抗生素，這種抗生素可扼殺病菌一段時間。但後來，快速繁殖的病菌會出現基因組突變，且突變程度剛好夠多，導致藥物無效。

通常藥學家可稍微調整抗生素成分，使之成為略有不同的化合物（稱為「類似物」〔analog〕），這樣便能殺死突變的病原體。但後來病原體又會突變，因此類似物也不再有效。抗生素抗藥性至今仍是無解的難題。我們仍面對許多有抗藥性的細菌菌株，這些菌株已經或即將變得致命，和發現盤尼西林之前的問題一樣。這些菌株包括金黃色葡萄球菌（*Staphylococcus aureus*；抗耐甲氧西林金黃色葡萄球菌〔MRSA，Methicillin-resistant〕[3]）、淋病雙球菌（*Neisseria gonorrhoeae*；淋病）、綠膿桿菌（*Pseudomonas aeruginosa*；肺炎與敗血症）、大腸桿菌（*Escherichia coli*；*E. coli*）與化膿性鏈球菌（*Streptococcus pyogenes*）。甚至還有新型結核桿菌，可在標準的抗結核病雞尾酒療法下生存。

在致命病菌感染威脅迫在眉睫的此刻，你或許會很驚訝，在一九八〇年代，大藥廠開始放棄研發新的抗生素。為什麼他們會放棄顯然很有市場的產品？因為對藥廠而言，抗生素並非特別有利可圖的商業模式。大藥廠偏好研發須持續服用的藥物，例如降血壓或膽固醇的藥丸。這類慢性病患者終身都得每天服藥，遂為藥廠帶來龐大的營收。不過抗生素療程只有一個星期，病人痊癒就不必再用，潛在獲利相當有限。

影響抗生素經濟效益的，不光是因為一次性的治療模式。由於醫師明白，每種抗生素最後都會導致病原體發展出抗藥性，因此他們會「扣留」新的抗生素藥物，備而不用。除非病人遭受有抗藥性的細菌嚴重感染，否則他們不會輕易拿出這些藥物。這是保持新抗生素戰力的合理方式，但也表示，藥廠開發（極為昂貴的）新抗生素所帶來的營收，會更進一步減少，因為醫師會囤積

3 編註：亦名為「多重抗藥性金黃色葡萄球菌」（Methicillin-resistant）。

這種藥物，而不是多開處方。

一九五〇年代，幾乎每家藥廠都設有抗生素研究單位。但到了一九九〇年，多家美國最大的藥廠都把抗生素研究邊緣化，或是裁撤整個單位。同一年，科學界突然對抗生素有興趣，因為此時抗耐甲氧西林金黃色葡萄球菌與其他有抗藥性的細菌大爆發。只是，製藥業並未隨著科學家的興致起舞，仍陸續退出感染病戰爭。一九九九年，羅氏不再研發抗生素。到二〇〇二年，必治妥施貴寶、亞培、禮來、安萬特（Aventis）與惠氏都終止或大幅縮減抗生素研究計畫。輝瑞是少數勉強維持的公司，但在二〇一一年也關閉主要的抗生素研究中心。這或許代表泥土時代的黑夜即將到來。如今前十八大製藥廠中，有十五家已完全放棄抗生素市場。

我算是標準大藥廠抗生素計畫的成員，不過我是後生晚輩——我當年就曾開著檸檬綠色的小巴到奇沙比克去挖土。只是在當時，從新的泥土中尋找未知殺菌生物的風潮也已接近尾聲。我在美國德瑪瓦半島的泥土中沒找到任何新的抗生素，就算找到了，恐怕也只能束之高閣，也許要許多年後才能發展成商業用藥。

如今我們面臨重大危險。FDA藥物評估與研究中心（Center for Drug Evaluation Research）主任珍妮．伍德考克（Janet Woodcock）近來表示：「我們正面臨巨大的危機，全球都沒有抗生素生產線。當前情況很不妙，感染性疾病的醫師更是焦急。但更嚴重的是五年或十年後的情況。」美國每年有兩萬三千人死於病菌感染，這些原本可用抗生素輕鬆治療的疾病，現在卻產生了抗藥性。死亡人數比病毒造成的愛滋病死亡人數還多。

弗萊明帶來人類史上最了不起的發現：一種可治療多種疾病的藥物。遺憾的是，這種療法並非永垂不朽。它必須不斷更新。藥物必須和病痛一樣不斷變化，才能與時俱進。

第九章

來自豬胰臟的靈藥

基因藥物圖書館

「寧靜源自內心，不假外求。」

——佛陀

自從人類出現在綠意盎然的大地以來，藥物獵人大多是在令人眼花撩亂的植物圖書館中，設法尋找新藥物。相較於植物藥物的豐富多元，動物圖書館顯得貧乏多了，其中的藥物資源相當稀少。原因相當簡單：地球上的動物遠遠少於植物。然而從古至今，人類仍從動物身上取得了許多藥物。有些確實有效，但大部分卻毫無效益，頂多只有安慰劑的效果。

以犀牛角為例。中藥有個常見的錯誤觀念，認為犀牛角有壯陽或治療癌症的功效。事實上，沒有任何中藥典籍提到這種用途。相對地，傳統中醫指出犀牛角可治療發燒與痙攣，不過，效果仍和治療癌症一樣，根本無效。事實上，較近代的專論《中藥學》（*Chinese Herbal Medicine: Materia Medica*）指出，犀牛角粉和指甲屑差不多。

中國人會用犀牛角當成壯陽藥。這雖是以訛傳訛的迷信，卻帶動了越南與東南亞國家的稀有犀牛角銷售。這需求刺激了犀牛盜獵活動，導致國際自然保護聯盟（International Union for

Conservation of Nature）把五種已知犀牛種類中的三種列為極危。

老虎也面臨同樣的困境。有中藥觀點認為虎的骨頭、眼睛、鬍鬚與牙齒可治療許多病痛，包括瘧疾、腦膜炎與皮膚病。傳統中醫聲稱，老虎的每個部分都有療效。虎爪——可用來治療失眠的鎮定劑。虎牙——可解熱。虎脂——治療痲瘋與風濕。虎鼻皮——可製膏藥，敷在表皮傷口與蚊蟲咬傷處。虎眼——治療癲癇與瘧疾。虎鬚——止牙痛。虎腦——治療懶惰。虎鞭——可磨粉，燉煮成春藥。虎糞——治療痔瘡的萬靈丹。你可能已猜到，這些療效根本是無稽之談。

正如不幸的犀牛，人類迷信老虎藥丸、藥散與藥酒的療效，導致這優雅的貓科動物面臨生態浩劫。老虎原本有九種，其中三種在過去八十年絕跡。剩下四種亞種已瀕危，兩種極危。國際自然保護聯盟估計，六種現存亞種的總數量不到四千隻（相對之下，光是美國就有四千萬隻以上的家貓）。

植物圖書館確實有幾種古老的辯白書，至二十一世紀仍有人使用，包括嗎啡、麥角（如今仍有臨床用途，但多半以更好的新藥取代，例如翠普登〔triptan〕可治療偏頭痛，催產素〔oxytocin〕則在分娩時使用），及毛地黃（digitalis，如今仍用來治療心臟疾病）。相較之下，在二十世紀之前，動物圖書館的藥物，卻沒有任何一種現代仍在通用。為什麼植物的藥用化合物比動物多那麼多？我們並不確定，但有理論指出，植物有好幾億年的時間必須自保，免於昆蟲侵擾，因此植物的免疫系統會產生琳琅滿目的各種化合物，以驅趕、傷害或殺死數量繁多的掠食性蟲子。這些防禦性化合物（植物學家稱之為植物性毒素〔phytotoxin〕）可影響或毀壞昆蟲的生理作用，因此有很高的生物活性。即使人類的生理遠比甲蟲與蛾複雜得多，但有些基本生化作用是相同的。植物毒素對人體和昆蟲的效果固然不完全一樣，其化合物仍可能影響人體生理過程——有時這影響可能對我們有好處。或許動物不那麼需要抵擋昆蟲或其他生物的啃咬，因此體內擾亂生理過程的物質遠遠少於植物，但還是有些動物確實會製造毒素，擾亂掠食者或獵物的生理機能，例如毒蛇、蠍子與蟾蜍。同樣地，從太初之始，泥土中的微生物也彼此交戰，產生令人大開眼界的多種抗黴菌與抗生素，可供人們採集，再製成藥物。

到了一九〇〇年，生物醫藥界普遍認為動物製劑根本沒用，因此藥廠與藥物獵人都不再從動物身上尋找有用的化合物。然而過了二十年，他們卻在狗的器官上找到史上最重要的藥物。

這種動物藥物從一八九七年開始發展，那時拜耳才開始將阿斯匹靈賣給大眾，民眾莫不滿懷感激，而拜耳也賺到連做夢都想像不到的財富。這種合成藥物在全球大獲成功，為製藥界開啟新世界與商機。藥廠明白，若能發明真正的新藥，可望挖掘到龐大的財富。到了二十世紀初期，許多大藥廠紛紛成立自家的藥物研發單位，從分子圖書館中尋找有療效的新化合物。禮來就是美國最早自行研發藥物的藥廠之一。

禮來是由南北戰爭的退役上校與藥師伊萊．禮來上校（Eli Lilly, 1838~1898），在一八七六年於印第安納波利斯市創立。禮來早期產品多為手工糖衣藥丸、酏劑與糖漿，包括銷路最好的轉化果汁（Succus Alterans），這是種沒有效用的製劑，用來治療梅毒與「某些風濕病，此外，對濕疹與乾癬等皮膚病特別有用」。一八九八年，伊萊上校逝世之後，兒子約書亞．禮來（Josiah

Lilly）接班家族企業，後來，約書亞的孫子伊萊（依照曾祖父取名）成為公司總裁與董事長。身為藥廠第三代掌門人的伊萊・禮來很羨慕拜耳在德國開發新藥，大發利市，決定自家公司也該踏上藥物搜尋之路。

一九一九年，禮來雇用科學家亞歷克・克勞斯（Alec Clowes，全名喬治・亨利・亞歷山大・克勞斯〔George Henry Alexander Clowes〕, 1877~1958），負責開發新產品，到處去碰運氣，這有點類似當代的專利授權主管。克勞斯的背景是癌症研究，曾在水牛城知名的羅斯威爾公園癌症研究所（Roswell Park Memorial Institute）待了十八年。克勞斯是傑出的科學家，又有商業頭腦，因此引起禮來注意，認為他可帶領公司轉型，走上藥物搜尋之路。一九一九年，克勞斯開始檢視各種疑難雜症，想從中找出開發新藥的機會。他旋即鎖定一種尚無已知療法的疾病：糖尿病。

在西元前兩千年，印度醫師即曾觀察到，螞蟻會受到某些病患的尿液吸引；差不多同時代的埃及古卷也提到有些病人飽受「排尿太多」之苦。這是已知最早的糖尿病紀錄。印度人稱之為「madhumeha」，意思是「蜜尿」。希臘人稱為「diabetes」，意思是「流過」，指的就是大量排尿。在一六七五年，一名英國醫師稱之為「diabetes mellitus」，是把希臘名稱加上拉丁文的「甜味」。如今，這種糖尿病多稱為第一型糖尿病。

第一型糖尿病多從孩童時代便發病，若不予治療會危及性命。病患常會一直口渴與飢餓，即使攝取了大量的水與食物，仍會慢慢減輕體重、日益憔悴。糖尿病也會破壞血液循環與神經系統。血液循環不良可能導致流到視網膜的血液不足，最後失明，也可能截肢。同時，由於神經系統被緩慢摧毀，病患的疼痛感會愈來愈強。

克勞斯加入禮來時，當時的糖尿病病患多在診斷後的一年內死亡。在「蜜尿」疾病開始出現文字記載後，四千年來仍沒有找到療法。在植物時代，人類嘗試以成千上萬的植物性化合物來治療病患，可惜都沒能發揮效用。到了化學時代，人們還是無法製造出可行的藥物。不過，克勞斯想要改變這局面。

幸好，人們對於何種藥物能治療糖尿病這點頗有共識。研究人員純粹是偶然發現的。一八八九年，兩位歐洲醫師約瑟夫・馮・梅林（Joseph von Mering, 1849~1908）與奧斯卡・明考斯基（Oskar Minkowski, 1858~1931）進行許多研究，想確認位於胃部與小腸之間某個神祕的橢圓器官有何機能——這器官稱為胰臟。他們的方法很簡單：先移除健康犬隻的胰臟，再觀察所發生的情況。結果本來規規矩矩的狗，整天都在實驗室地板上撒尿。

研究者知道頻尿是糖尿病症狀，於是檢驗狗的尿液，結果發現裡面糖分很高。梅林與明考斯基推測，他們移除了狗的胰臟，卻創造出第一起由人類引發的糖尿病例。接下來，他們想了解胰臟究竟如何運作，進而預防糖尿病。他們指出，狗的胰臟會產生一種激素，控制身體代謝葡萄糖，而這種激素就是今天所稱的胰島素。

葡萄糖是細胞主要的能量來源。胰島素的功能就像鑰匙，能打開細胞膜上的特別通道，讓葡萄糖進入飢餓的細胞。若少了胰島素，葡萄糖濃度就會在血液中累積，但糖分子無法進入細胞，餵養不到細胞。過了一段時間，高血糖就會超過腎臟重新吸收的能力，因此過多的糖分就會排到尿中，產生「蜜尿」的情況。

科學家依據梅林與明考斯基的先驅研究，推測若給予第一型糖尿病患者胰島素，則可望治療他們。藥物獵人起初假設，只需要取出健康的胰臟，加以研磨，萃取胰島素，注入糖尿病患者身上即可。但採集胰島素的難度卻出乎任何人意料——因為胰臟生理機制相當複雜且特殊。胰臟的主要功能有二，其一是分泌激素，包括胰島素。但另一項功能則是產生酵素，讓小腸消化蛋白質。可惜胰島素就是蛋白質。每當研究人員磨好胰臟，想從中萃取胰島素時，不免把胰島素這種蛋白質與消化蛋白質的酵素混在一起，破壞了胰島素。

眼前雖有這麼令人氣餒的障礙，但醫藥界對於胰島素的共識維持不變：若能找出可靠的胰島素取得方式，即可得到治療糖尿病的藥。世界各地的科學家紛紛著手研究，看誰能取出動物的胰島素，但都徒勞無功。其中有個很晚進入這個領域的人似乎成功了，他就是弗雷德里克・班廷（Frederick Banting, 1891~1941）。

班廷出生於加拿大安大略省的農場，很晚才踏入醫學界。一九一〇年，他進入多倫多大學就讀一般人文學程（General Arts program），但是第一年就不及格。不過，他還是在一九一二年進入多倫多大學的醫學系。一九一四年，加拿大加入第一次世界大戰時，他設法以軍醫身分入伍，卻未獲錄取。他再度申請，又因為視力不佳而遭拒。或許軍隊實在很缺軍醫，他第三次申請時總算成功。他畢業的第一天就入伍，但等到戰爭結束，他的職涯仍舊不順利。雖然他在病童醫院

（Hospital for Sick Children）當住院醫師，之後卻沒能得到鐵飯碗。他無計可施，只能成立自己的私人診所，可惜診所經營不善。

班廷的職業生涯充滿失望與挫敗，因此對專業上的輕蔑極為敏感，這種特質在他轉換事業跑道時，依然揮之不去。他讀到一篇一九二〇年發表的科學報告，裡頭談到把胰管綁住的實驗。之後，班廷對胰島素萌生興趣。胰管是把消化酵素送到小腸的管子，而這篇文章寫道，若將這條管子箝住，在胰臟產生消化酵素的細胞會死亡。不過，還有個出人意料的結果：分泌胰島素的細胞仍會活著，維持其功能。

在讀了這篇文章之後，班廷猜想，如果胰臟的胰管被夾住，生產酵素的細胞不再生產酵素，或許穩能採集到胰島素。這想法其實不錯，因此早已有其他研究團隊嘗試。不過，先前的嘗試總是失敗。班廷不知前人屢試屢敗，自以為發明了糖尿病的新療法。於是他粗率決定，從全職醫師轉換為全職的藥物獵人。

為了追求萃取胰島素的夢想，他得重新打造設備完善，且能符合自己需求的實驗室，讓他有地方工作。於是，他前往多倫多大學，造訪舉世知名的生理學家約翰・詹姆士・理察・麥克勞德（J. J. R. Macleod, 1876~1935）的實驗室。麥克勞德傾聽了班廷的想法，覺得非常懷疑——他和班廷不同，知道過去很多人嘗試萃取胰島素，卻徒勞無功——但最後仍被班廷的熱情打動。由於麥克勞德正準備離開多倫多，前往蘇格蘭高地過暑假，他想，既然自己不在，讓班廷在實驗室試試也無妨。麥克勞德大方出借實驗室，甚至還指派醫學生在旁協助。

一九二一年，在多倫多炎熱的夏季，班廷與年輕助理查爾斯．貝斯特（Charles Best, 1899~1978）展開實驗，箝住狗的胰管。結果他們發現，這手術非常困難，無怪乎過去研究人員無法分離出胰島素。班廷和貝斯特實驗的第一隻狗，因手術時麻醉劑量過高而死，第二隻狗死於失血過多，第三隻則是死於感染。後來，有七隻狗在這過程中活了下來，但胰管結紮過程非常棘手。太緊會導致感染，若紮得太鬆，生產消化酵素的細胞不會凋亡。這七隻在手術中活下來的犬隻，有五隻仍會分泌胰島素，但分泌酵素的細胞從未萎縮。他們又對這些狗動手術，二度嘗試箝住牠們的胰管，結果又有兩隻死於併發症。

班廷與貝斯特原本規畫的不是這樣，時間已過了一半，卻沒有任何成果，努力徒勞無功。此外，他們已無犬可用，只好走遍多倫多的大街小巷，將流浪犬抓回實驗室，再對這些不幸的犬隻進行侵入式手術。三週之後，班廷與貝斯特終於成功從胰管結紮的狗身上，收集到第一個萎縮的胰臟。他們磨碎胰臟，把萃取物注入一隻實驗犬，那隻實驗犬已因為移除胰臟而引發糖尿病。他們終於成功了！在一個小時之內，這隻狗的血糖值下降了將近一半。

他們在其他患糖尿病的犬隻上重複實驗。雖然不是每隻狗對胰島素治療都有反應，但已有夠多的狗出現反應，足以顯示班廷與貝斯特的糖尿病療法可行。然而，這項成功固然令人興奮與慶幸，但萃取胰島素的過程仍不穩定，常無法產生任何胰島素。不僅如此，每隻在手術中犧牲的狗所製造的胰島素只夠生產幾劑。糖尿病患每一天都需要好幾劑胰島素，而眼下胰島素的量根本連一個人類糖尿病患都不夠用。若想以犬隻胰島素來拯救整個國家的糖尿病患，無疑是天方夜譚。

事實上，班廷的新萃取方式並無先例。這時所有商業藥物若非萃取自植物，就是靠著化學合成。班廷與貝斯特從動物身上直接萃取有用藥物的方法，可說是前所未見。然而，若想以此做出足供幾個糖尿病患的藥物，就得將製程提升到工業規模等級才行，而他們現在只是微型規模。（你或許也可以想想這令人不安的事實：要挽救一個糖尿病病童的生命，唯一的方式，居然就是宰殺許許多多的哺乳類動物。）

等到秋天，麥克勞德從蘇格蘭回來時，便詫異地發現，這位業餘科學家與年輕的醫學生竟成為世界上第一個成功離析出胰島素的研究團隊。麥克勞德理解大規模生產胰島素的難題，並立刻體認到，需要有人協助提升產能。於是他找了多倫多大學頗受推崇的生化學家加入這項計畫——詹姆斯·柯利普（James Collip, 1892~1965）。柯利普應用最先進的生化技術，精煉從狗身上取得的胰島素。

你或許以為，班廷會很樂見這情勢變化。他們只差臨門一腳，就能找出真正的藥物，治療人類最古老、最有危害性的疾病。不過，班廷一輩子在事業上碰了一鼻子灰之後，卻把柯利普視為搶功的競爭對手。事實上，他對柯利普的看法很尖酸且不尊重，三不五時就要跟他爭吵，有時候甚至演變成肢體衝突。在某場合中，班廷對柯利普的介入很火大，兩人口角演變為拳腳相向，柯利普最後還被揍出黑眼圈。

到了一九二一年末，班廷、貝斯特、柯利普與麥克勞德這個合不來的團隊，發現了一種穩定的萃取方式（雖然仍無法大規模生產），即從犬隻胰臟萃取胰島素，也顯示這種胰島素可成功治療犬隻的糖尿病。但如果想證明對人體也同樣有效，必須進一步改良萃取製程——這似乎前景無望，因為班廷防衛心很強，三不五時就認為別人想爭功。就在這時，禮來登場了。

克勞斯在禮來負責新藥開發時，就知道胰島素有成為暢銷藥的潛力——只要有人知道如何以工業規模量產胰島素。一九二二年，克勞斯到紐哈芬（New Haven）的耶魯大學參加學術會議，聽見班廷第一次公開發表工作成果。在班廷分享他們樂觀的成果時，克勞斯愈聽愈興奮。等演講結束時，克勞斯發了短短三字的電報，給位於印第安納波利斯市的禮來總部：「就是它」（This is it）。

不過，班廷的反應可不一樣。他不喜歡麥克勞德介紹他出場時的態度，一副語帶保留的模樣，彷彿把所有的功勞獨攬到自己身上。他也不喜歡所有科學家在自己演說結束之後，全湧到麥克勞德身邊問問題，而不是問班廷。他痛心疾首地離開會議，認為其他人又想抹去他辛辛苦苦的功勞。

在離開紐哈芬之前，克勞斯在麥克勞德下榻的飯店留了訊息，表示禮來想與他的團隊合作，讓胰島素能商業生產。然而麥克勞德身為加拿大人，不太願意和美國藥廠合作。他原本想和附屬多倫多大學的疫苗生產公司康諾特（Connaught Laboratories）合作，遂回絕克勞斯的提議。

不過，克勞斯可不死心。他在接下來的四個月共造訪多倫多四次，打定主意追著麥克勞德跑。每一回見面，麥克勞德堅稱想在加拿大內發展胰島素，而克勞斯則說明和禮來合作對這計畫有何好處。要不是研究團隊即將分崩離析，麥克勞德或許會堅持立場。

在一九二一年的最初幾個月，團隊成員的關係急速惡化，與康諾特科學家的互動只是平添摩擦。衝突的起因多是班廷妒怕別人搶功，控制他仍認為專屬於他的計畫。到了四月初，情況非常惡劣，導致麥克勞德終於屈服於窮追不捨的克勞斯。他寫信給克勞斯，說他們打算另起爐灶，找個新地方讓胰島素離析法更完美——最好能遠離多倫多及愛爭吵的團隊。

麥克勞德開始和禮來洽談，準備授權禮來生產胰島素。克勞斯馬上為禮來印第安納州的工廠取得大量的豬牛胰腺，專供給期待已久的合作者。同時，多倫多團隊也在多倫多總醫院（Toronto General Hospital）尋找糖尿病患者，看有誰能當第一個人類試驗品。他們找上了十四歲的李歐納．湯普森（Leonard Thompson），這名少年骨瘦如柴，體重僅有六十五磅（約二十九公斤），已飽受糖尿病折騰三年，開始陷入昏迷。然而糖尿病患者昏迷之後就是死路一條。既然湯普森已在鬼門關前，團隊認為以他來測試胰島素是合情合理。不過，這試驗性的嘗試又暫停了，因為冒出了意料之外的爭吵：該由誰的手將胰島素注入湯普森體內？

各方無所不用其極，施展各種手段。班廷自認為胰島素萃取法是他個人的發明，當然該由他執行這次注射。不過，多倫多總醫院教學病房（湯普森住院處）的主任卻不准。主任堅持，應由專門治療糖尿病的醫師來注射，而不是班廷。他找了個實習醫師，在他監督下進行這次歷史性的注射。班廷氣炸了。他被擋在門外，不能參加他偉大發現的初次測試，反而是一個隨便找來，和這項發現完全無關的年輕實習醫師獲得這項殊榮。

班廷要求，應該由他掌控針筒。因此，這次胰島素注射成了各方妥協下的怪象：教學病房主任讓實習醫師注射胰島素製劑，但他同意採用班廷和貝斯特調製的製劑，而不是柯利普更純的胰島素。這麼一來，就算班廷的手並未實際碰到針筒，針筒內的藥劑依然可說是他個人努力的直接成果。雖然這平息了班廷的怒火，結果卻是一大錯誤。

班廷與貝斯特的製劑只讓湯普森的健康略微好轉，更糟的是，或許這並未純化的胰島素中混入了污染物，引發病患出現過敏反應。班廷堅持使用未精煉的胰島素，讓這飽受病痛折騰的少年病情加重。團隊立刻決定趁著還來得及，趕緊改用柯利普高純度的胰島素。這一回成功了。湯普森的血糖值大幅下降，逐漸恢復力量與精力，飢餓與口渴的情況消失，體重再度增加。

這是第一次人類糖尿病患得到成功的治療。

湯普森持續獲得（純化）胰島素注入。即使胰島素無法治癒糖尿病，但起碼讓他多活了十三年。在這之前，罹患糖尿病的孩童在診斷後只能再活一年，而這已算相當幸運。如今只要每天施打胰島素，糖尿病患者的平均年齡只比非患者少十年。克勞斯明白禮來取得了真正的暢銷藥。這是任何藥廠夢寐以求的場景：美國有超過一萬名糖尿病患，每年都有新病患，因為每四千名孩童中，就有一名罹患第一型糖尿病——他們每個人終生都需要一再使用這藥物。禮來要做的，只是大規模生產這項藥物即可。不過，如果生產某種藥物的唯一已知方式是從活的胰島中培養，該怎麼推升產量呢？

克勞斯估計，要能完全發展胰島素商品的製程，至少需要一年時間。禮來撥了二十萬美元（相當於今天的兩千五百萬美元）當開發成本。柯利普與貝斯特立刻前往印第安納波利斯市，向禮來化學家說明他們對於純化胰島素所知的一切。幾個星期之後，禮來的化學家就複製出了小規模的生產方式，過了短短兩週，就達到第一批工業規模的產量，比多倫多團隊製程多一百倍。禮來胰島素工廠旋即採取全天候三班制，動用超過百名科學家。兩個月之內，胰島素產量大幅增加……但是效價卻下滑了。研發過程彷彿原地踏步，過了將近兩年，禮來總算在一九二二年底建立可靠的製程，以工業規模生產有效的胰島素。

一九二三年，胰島素首度在北美洲上市，出售給糖尿病患者。雖然康諾特藥廠在加拿大擁有胰島素銷售權，但在美國，禮來則擁有獨家銷售權。這不光是製藥界的革新，更是醫學實踐上的革命——針劑革命。皮下注射在一八五三年就發明了，過去向來是由受過訓練的醫師執行。但現在胰島素治療則需要病人自行注射，因為第一型糖尿病必須每天注射三、四次，不可能如此頻繁就醫。一般孩童（及孩童的父母）會得到醫師指導，知道如何自行施打這種蛋白質藥物。

禮來的藥物固然有效，不過，牛與豬生產的胰島素畢竟和人類胰島素不完全一樣，有時可能會引起過敏反應。有些病人會長疹子，而動物胰島素引起的反應中最常見的是脂肪萎縮（lipoatrophy），也就是失去皮下脂肪。解決方式當然是使用真正的人類胰島素，但如何取得呢？當時唯一取得胰島素的方式就是取出胰臟——沒什麼人自願提供器官吧！在胰島素販售超過五十年後，糖尿病患者還是只能使用動物性胰島素，不舒服的過敏反應時有所聞。

班廷從狗的胰臟萃取出胰島素，又過了半個世紀，一九七〇年代出現了新契機。一九七二年，史丹佛大學專門研究病毒的教授保羅・伯格（Paul Berg, 1926出生）做了二十世紀最重要的實驗之一。他從細菌細胞中移除一段DNA，把這DNA插入猴子細胞。他是把細菌的DNA接到無害的病毒上，伯格就是用這種病毒當成特洛伊木馬，侵入猴子細胞的防禦系統，將細菌基因直接植入猴子的基因組。這過程稱為「重組DNA」（recombinant DNA），因為它結合了兩個不同生物的DNA——細菌與病毒。

為什麼這個實驗很重要？因為一旦猴子細胞接受了外來的DNA，細菌的基因就能在猴子細胞中生產和在細菌細胞中一樣的蛋白質。換言之，細菌的基因可一同操作猴子細胞，製造新的分子產物。藥物獵人對於逆向操作則是躍躍欲試——現在能從哺乳類細胞取出基因，植入細菌中看有什麼結果了。一九七五年，研究人員將兔子製造血紅素的基因插入培養皿中的大腸桿菌，這是第一個將哺乳類基因移轉到另一個生物上。科學家操縱細菌細胞，使之產生兔子血紅素，可說是基因學的分水嶺，也代表基因藥物即將誕生。

冷泉港計量生物學會議（Cold Spring Harbor Symposium on Quantitative Biology）在同一年召開，這是最早以重組DNA為主題的重要學術會議。我記得我的論文指導教授從會議回來之後，非常興奮分享他所得到的新知。「人類任何基因都可在試管中做出人類蛋白質，」他淘淘不絕地說，「要從哪裡開始著手，根本不用多說。當然應該先複製胰島素基因，製造人類胰島素。」

在發展基因藥物的初期，胰島素基因是很好的選擇，原因不僅是胰島素的需求很大。胰島素的基因很短，愈小的基因愈容易操作。一九七六年，赫伯特·博耶（Herb Boyer，加州大學舊金山校區的生化學教授）與羅伯特·斯萬森（Robert A. Swanson，一名風險資本家）在舊金山創立新公司，運用重組DNA的新技術，開發新藥。這間公司叫做基因泰克（Genentech），第一項計畫就是生產人類胰島素。

這是全新的藥物搜尋法，有別於植物時代，藥物獵人四處搜尋新的植物新分子；或合成化學時代，是從既有分子中尋找新的合成法；更不像在泥土時代，是從泥土中尋找新的抗菌化合物。基因泰克遍尋人類基因組，尋找DNA片段，製造出有用的蛋白質藥物。即使充滿潛力的基因藥物圖書館是新的，但藥物搜尋的故事仍與過去一樣。尋找有用的新藥非常辛苦，找得愈久，路途愈是艱辛。

基因泰克花了一年多的時間，才分離出人類胰島素基因。他們錢燒得很快，得找新的金援才能持續開發藥物。這夥伴要能提供足夠現金，讓胰島素計畫在商業上開花結果。基因泰克最顯而易見的合作目標是：禮來與施貴寶。到一九七〇年代晚期，禮來仍穩坐胰島素生產的龍頭地位，在美國胰島素市場的占有率為百分之九十五。相對地，施貴寶公司是比較小的利基業者，占有剩下百分之五的市場。基因泰克的高層主管推測，施貴寶應是較好的選擇，畢竟施貴寶應該會想提升小小的市占率，而重組人類胰島素恰好是前所未見的契機。

基因泰克找施貴寶談合作。雖然施貴寶是大藥廠，研究人員為數眾多，但毫無重組DNA技術的經驗。因此施貴寶和所有大藥廠一樣，在面臨不了解的新科學領域時，就去找顧問。他們找來亨利．哈里斯爵士（Sir Henry Harris），他是牛津大學醫學欽定教授（regius professor），擁有非常顯赫的藥學顧問資歷。哈里斯原本是醫師，後來改研究腫瘤細胞，成就非凡。可惜的是，哈里斯在生物實驗室的經歷，尚不足以評估基因泰克的提議，畢竟那和他未曾接觸過、最先進的基因科技有關。哈里斯雖沒有適當的專業，卻不乏自信。

哈里斯看過了基因泰克的報告，對於如何在細菌細胞中製造胰島素的方法細節，做出以下分析：蛋白質是三維分子。任何一種蛋白質的三維形狀，會深深影響利用這種蛋白質的生理過程運作。構成任何蛋白質分子的特定胺基酸，可透過許多不同的幾何而產生許多不同的形狀，但某個蛋白質要能在人體內良好運作，其形狀必須讓人體生理機制辨識得出來，才能加以利用。到目前為止，哈里斯的說法都正確無誤，但接下來就出現不合理之處了。

他堅持，人類胰島素基因若放進細菌裡，細菌製造的蛋白質三維形狀就會和原先人體製造的不同。由於不適當的胰島素分子形狀，無法重組成正確的型態，因此基因泰克絕不可能生產人類胰島素。哈里斯建議施貴寶不予合作。

施貴寶公司非常認真看待哈里斯的意見，因而回絕基因泰克的合作提案。施貴寶的反應令基因泰克十分訝異，即使基因泰克積極說明為什麼哈里斯的想法錯誤，但施貴寶的高層就是聽不進去。畢竟基因泰克只能承諾他們可解決幾何難題，卻沒有提出任何具體證據。

因此基因泰克改找上禮來。

禮來則以完全不同的方式評估這情況。他們體認到，基因泰克做出人類胰島素的機會雖然小，卻意義重大。要是基因泰克成功了，禮來又未能參與其中，將對禮來造成嚴重的財務衝擊。胰島素算是禮來在市場上最具有控制權的產品，幾乎可說禮來擁有唯一已知的胰島素療法。他們無法承擔失去這整個市場的風險，無論潛在損失的機率多小。因此在一九七八年，禮來同意和基因泰克合作。

結果顯示，哈里斯爵士誤判了重組DNA、再製造適當蛋白質形狀的難度。他推測，把人類基因產生的胰島素置入大腸桿菌，只會製造出形狀錯誤的蛋白質。這一點是沒錯。但基因泰克旋即解決了這看似棘手的難題。它開發出一種生化科技，能收集到形狀不適當的胰島素，再成功折成適當的形狀。在禮來的金援下，基因泰克在試管中製造出這種珍貴的蛋白質，交出第一批人類胰島素。一九八二年，人類胰島素首次上市。如今市面上的胰島素幾乎全靠重組DNA的技術，而禮來至今仍是全球胰島素的霸主。

哈里斯爵士的錯誤意見，也對我的職業生涯產生非常大的影響。一九七〇年代末期，我對重組DNA的新發展非常有興趣，渴望能及時運用這項新技術。但我在一九八一年受雇於施貴寶時，哈里斯剛發表完對於基因藥物的悲觀看法，於是我的主管告訴我，公司完全沒興趣使用重組科技，進而製造蛋白質藥物。施貴寶錯過了藥物搜尋史上最重大的革命——我也是。相對地，我奉命運用分子生物法，開發傳統藥物，而我後來都在做這件事。

當我在泥土圖書館與合成化學圖書館尋找傳統藥物時，其他人正如火如荼，在新開幕的基因圖書館中翻找書架。藥廠競相在細菌內培養新的蛋白質，希望能有效治療疾病。由於許多激素都是蛋白質，因此眾人最初都把重點放在製造激素上。在重組胰島素大獲成功之後，接下來上市的重組蛋白質包括人類生長激素（human growth hormone），這是在一九八五年推出的侏儒症用藥。基因泰克生產人類生長激素，是因為用重組技術來生產這種激素相對簡單，即使人類生長激素的市場遠遠小於胰島素。之後在一九八六年，百健公司（Biogen）又推出治療癌症的干擾素（interferon）；一九八九年，安進（Amgen）推出治療腎衰竭的紅血球生成素（erythropoietin）；一九九二年，基因研究院推出的第八凝血因子（factor VIII）可治療A型血友病。

大藥廠原本非常興奮，以為掌握重組科技，就等於是掌握了無限的能力，可治療任何缺乏某蛋白質而導致的疾病。可惜最初的熱潮很快消退。事實上，缺乏某種蛋白質而導致的疾病沒有那麼多。到了一九九〇年代初期，製藥業推出了十幾種新的重組藥物之後，就不知道該治療什麼病了。藥物搜尋向來依循相同的軌跡：發現有潛力的新分子圖書館，找到幾項重大發現，整個產業的人瘋狂湧入這間圖書館，不久之後這圖書館的資源就耗竭了。當然，似乎永遠有新的圖書館可供搜尋。新興生技產業就很快發現了另一座新的圖書館：重組單株抗體（recombinant monoclonal antibody）。

單株抗體是這樣運作的。病原體出現後，人體內的白血球就會產生抗體，這種化學物質會攻擊入侵的細菌、病毒、真菌、寄生蟲與其他外來物。不過，每種病原體都不一樣，有時差異非常極端（比方說引起香港腳的黴菌與條蟲），怕的抗體也不同。因此，如果想殺死某種入侵者，身體就必須製造正確的抗體，最好能製造各式各樣專門對付不同病原體的抗體，而且每一種都能命中目標，摧毀病原體。人體的白血球會透過相當複雜的過程，只為了達到這個目標。白血球（尤其是B細胞）偵測到病菌後就會開始快速複製，但每個白血球子細胞都和母細胞有些差異。人體可在極短的時間，產生數以百萬計的白血球細胞變體，每一種變體都會產生不同抗體。因此，我們或許可說身體是即時「隨選武器」系統：如果偵測到敵方的噴射戰鬥機，就會產生不同的地對空飛彈；如果偵測到敵方的坦克車，就會產生不同的反坦克火箭；若偵測到敵方軍人，就會產生不同的槍。

藥物獵人認為，若某種抗體能做成有用的藥物，則可把人類的白血球細胞放進培養皿並操縱它，使之產生特化的白血球細胞，產生理想的抗體（通常是讓白血球接觸某種物質，使不可或缺的特化細胞形成）。接下來，藥物獵人可以分離出產生理想抗體的特化細胞，之後再用重組DNA的方式，從細胞中取出能製造抗體的特定基因，再利用這些基因，要多少抗體就做出多少抗體。最後，藥物獵人即可把這抗體轉變成有用的藥物。以這種方式生產的抗體稱為單株抗體，因為這種化合物是取自單一一種高度特化的白血球細胞種類（單株意思就是「單一的種類」）。單株抗體圖書館現在是重組DNA藥物開發的中流砥柱，已研發出許多種藥物，例如可治療多發性硬化症、風濕性關節炎等諸多疾病。

諾貝爾獎委員會肯定動物性胰島素的原創開發，因此在一九二三年，把醫學獎頒發給班廷與麥克勞德。你大概已經料到班廷得獎的反應。他並不是覺得光榮，反而很氣憤委員會強迫他和麥克勞德共享獎項。班廷認為，將狗的胰管箝住、萃取胰島素的基本概念是他提出的，因此他應該獨得這份榮譽——即使少了麥克勞德給他實驗室、助理與信賴，班廷根本不可能讓模糊（且並非創新）的觀念開花結果。班廷拒絕到斯德哥爾摩參加諾貝爾獎頒獎典禮，只待在家裡。

我盼能告訴讀者，藥物獵人都是良善有禮的人。但班廷的例子卻訴說我們這一行亙古不變的現實：每個成功的藥物獵人都和他所發現的藥物一樣獨特，無法一概而論。

第十章

從霍亂到降血壓藥

流行病學圖書館

「上醫醫未病之病，中醫醫將病之病，下醫醫已病之病。」[1]

——《黃帝內經》，西元前二六〇〇年

霍亂是很嚴重的腸道疾病，主要症狀是排泄物呈米湯狀，且有魚的氣味。患者一天可能腹瀉達五加侖，還會嘔吐與肌肉痙攣。這會造成嚴重脫水，導致病患電解質失衡，心臟與腦部受到損傷。霍亂患者的皮膚會因為大量流失水分，呈現灰藍色，因此又稱為「藍死病」。若缺乏治療，半數以上的患者會死亡。

在整個十九世紀，歐洲與世界諸多地區遭到一波波的霍亂肆虐。第二波霍亂在一八四九年摧毀愛爾蘭，許多在馬鈴薯饑荒中倖存下來的人，後來仍死於霍亂。這波疫情隨著擠滿愛爾蘭移民的船隻登陸美國海岸，連詹姆斯．波克總統（James K. Polk, 1795~1849）也沒能倖免。這次疾病橫掃西部，導致加州之路（California Trail）、摩門之路（Mormon Trail）與俄勒岡之路（Oregon Trail）[2]上，有六千到一萬兩千名旅人喪命，多數拓荒者想在加州淘金熱潮中大撈一筆，豈料美夢在上吐下瀉中破碎。待這波致命的浪潮終於平息之後，霍亂又在印度爆發，並於一八五三年侵襲倫敦。

在倫敦，霍亂一年內就奪去逾萬條人命。一名醫師開始關注這種可怕的腸道疾病，這位醫師就是約翰・斯諾（John Snow, 1813~1858）。斯諾為礦工之子，在約克（York）最貧窮的區域長大。當時全家住在烏茲河畔（River Ouse）的破屋，河水三不五時氾濫，家裡總會跟著淹水。斯諾在這次新疫情爆發時，正在倫敦聖喬治醫院（St. George's Hospital）擔任麻醉醫師。一八五四年八月三十一日，他負責治療居住地蘇荷區（Soho）的霍亂病人。接下來三天，蘇活區有一百二十七個居民死亡。一個星期之後，蘇荷區四分之三的居民逃離此區，這一帶成了空蕩蕩的鬼城。又過了一個月，少數留下的居民中又有五百人死亡，而英國其他地區喪命的人數更是多不勝數。斯諾後來表示，這是「國內有史以來最嚴重的霍亂疫情」。

當時的人對霍亂起因毫無概念，甚至不知道風險因子可能為何。倫敦的霍亂疫情爆發時，是巴斯德發表疾病細菌論的前七年，更要等到四十年後，醫學界才採信柯霍的說法，亦即霍亂與其他疾病其實是由細菌造成（柯霍後來也因指出細菌導致結核病而獲頒諾貝爾獎）。斯諾著手研究這非常棘手的疾病時，尚未有任何傳染性病原體的知識，當時的人多以「瘴氣論」來解釋疾病。

---

1 編註：原書所附英文譯文為：「Superior doctors prevent the disease from happening, mediocre doctors treat the disease before fully evident, inferior doctors treat the disease after it is apparent to everyone.」

2 編註：這三條路線是過去美國人基於經濟或宗教因素，從東岸往西岸遷徙的路線。

瘴氣論主張，疾病是由「壞空氣」產生。這似乎能合理解釋霍亂的起因。霍亂所在的許多貧困社區，那些地方往往瀰漫人畜糞便的惡臭，還夾雜著垃圾腐敗的潮濕臭氣。另一種常見的看法是，由於下層社會的人較缺乏道德，導致體質變差，容易生病。斯諾不完全採信瘴氣論與道德敗壞論，反倒懷疑是水出了問題。但如果對細菌一無所知，或缺乏檢驗細菌的技術，該如何確認水中藏有某種傳染源？

斯諾用了新的研究方式，這做法過去沒有人用過，甚至促成新的醫學研究興起。他詳細檢視蘇荷區地圖，有系統地記錄每一起霍亂病例發生地。（這一帶是今天西敏區的卡納比街〔Carnaby Street〕，是知名的購物大街）只要蘇荷區有人染上疾病，他就在那個地方畫上短短的黑線，讓一條條黑線與相鄰街道垂直堆疊。他總共畫了五百七十八條線。之後，他又標出附近的抽水泵。倫敦是由淺淺的公共水井供水，居民從水泵打水，再帶回家用。水井的水源是由不同的水廠控制。倫敦供水系統已夠複雜，但下水道系統更是混亂，經常是東拼西接。個人廁所會接到化糞池、地窖，或是難以捉摸的下水道管線中。最糟的是，倫敦地下水層容易讓化糞池污染水井的水。

斯諾在他的地圖上，發現了一個值得注意的現象。布羅街（Broad Street）北邊一間大型濟貧院收容超過五百位貧民，但鮮少居民罹患霍亂。同樣地，在布羅街水泵以東一個街區的啤酒廠工人，完全沒有霍亂病例。除了這兩項例外，斯諾的地圖清楚彰顯了兩件事：多數霍亂死亡者都是布羅街水泵附近的居民。

斯諾深信，導致疾病的原因一定來自布羅街水井，於是他找當地市議會，要求他們移除這水泵。市議會抱著疑慮。布羅街水井怎麼可能遭到污染？他們指出，布羅街的水很乾淨，也比蘇荷區多數水泵打出來的水味道更好。有不少人不用自家附近的水，特地前來布羅街，就是要取用這裡乾淨的水，尤其是卡納比街惡臭水泵附近的居民。

不過斯諾堅持己見。他指出，布羅街附近的濟貧院幾乎無人罹病，而這濟貧院有獨立水井。他也指出，布羅街附近的啤酒廠工人也不生病，因為他們想喝多少啤酒就喝多少。他猜想，啤酒中可能有某種物質可預防疾病（釀製啤酒過程中，啤酒麥芽汁要煮一小時，大部分的細菌會被殺死）。最能看出端倪的，是卡納比街水泵附近罹患霍亂的居民，正是特地去布羅街水泵取水的人。

後來，市議會被他說動，准許他封閉這水井。斯諾馬上拆除布羅街水泵的把手，讓居民無法在此取水。於是蘇活區的霍亂疫情平息了。

如今我們知道，布羅街水井是遭霍亂弧菌（*Vibrio cholera*）這種病原體污染，只要居民喝下就會染病。即便斯諾缺乏這項知識，但他把焦點放在地理與人口的創新研究方式，往後成為有效控制疾病的方法。這是流行病學的首例，亦即研究人口疾病模式。如今，斯諾已是公認的流行病學之父。

從某些層面來看，斯諾相當幸運。流行病學研究和實驗不同，實驗可說明因果關係，但流行病學研究無法證明因果，只能說明相關性——以斯諾的例子來說，也就是患者居住地與水泵地點的關聯。導致霍亂的原因也可能不是水或水泵；光用斯諾的地圖是無法確知的。雖然斯諾指出布羅德街水井有感染源是正確的推論，但流行病學研究比實驗更容易誤導人。

舉例來說，一九三〇年代的流行病學研究發現，攝取精製糖與小兒麻痺的關連性極高。吃糖會導致小兒麻痺嗎？當然不是。小兒麻痺是病毒透過飲水傳染的，和霍亂類似。那小兒麻痺和精製糖的關聯何在？

嬰兒出生時有母親的抗體保護，能對小兒麻痺免疫。但是抗體的保護力在幾個月後就會消失。若你在母親給的抗體還有效力時，就接觸到小兒麻痺病毒，你便不會生病。神奇的是，這感染會引起你的免疫系統反應，自行產生抗體，讓你這一生都獲得保護。

另一方面，如果你是在母親留給你的抗體消失之後，才接觸到小兒麻痺病毒，你就會被這疾病折磨。這些人還是會產生抗體，避免染病上身，但通常已經太遲，無法避免最嚴重的後果——終生癱瘓。因此，如果你在嬰兒時罹患小兒麻痺，你可能根本沒發現自己被感染。但如果你是在兒童或成人階段罹患小兒麻痺，結果會很嚴重。在衛生條件較差的貧窮國家，幾乎人人都是在襁褓時代接觸到小兒麻痺病毒。那不成問題，這時寶寶還有母親的抗體保護。但在小兒麻痺疫苗發明之前，衛生條件好的已開發國家人民通常不會在童年晚期或成年之前，碰上小兒麻痺病毒，於是碰上的人就此留下了嚴重的後遺症。

那麼，這和糖有何關聯？這項流行病學研究是在一九三〇年代進行的，當時富有國家（衛生條件較佳）買得起精製糖。相對地，窮國人民（衛生條件差）則買不起精製糖。流行病學講的是相關性，不是因果。

另一方面，流行病學也能帶來很有力的嶄新洞見，推翻一般醫學看法，並創造藥物搜尋的新機會。其中一個好例子就是某項知名的流行病學發現，它顛覆了醫界對於高血壓的信念。你或許知道高血壓並不健康，需加以治療。但在一九六〇年代以前，許多醫師是持相反看法，這觀念反映在一個過時的醫學詞彙「本態性高血壓」（essential hypertension，字面意義為「必須高血壓」）：數十年來，醫療界認為高血壓是維持良好健康所必須。利物浦大學（University of Liverpool）的醫學教授約翰・海伊（John Hay）在一九三一年的著作，恰好反映出這種普遍的觀念：「發現有高血壓會引發很大的危險，這說法是有幾分真實，因為有些傻瓜會設法降低血壓。」醫師認為，高血壓是一種自然的補償機制，讓心臟能正常跳動。小羅斯福總統是高血壓患者，但醫師擔心降低血壓會對他有害，因此不予處理。小羅斯福總統在第四任任期時死於中風，幾乎可確認是沒有治療高血壓的後果。不過「本態高血壓」的謬誤觀念，終於被史上最長的流行病學研究推翻——弗雷明漢心臟研究（Framingham Heart Study）。

弗雷明漢心臟研究從一九四八年開始，所追蹤的對象為麻州弗雷明漢市（Framingham）的五千兩百零九位居民。這是以勞工階級為主的城市，位於波士頓以西約二十哩。心血管疾病是一九四〇年代最主要的死因之一，而計畫的宗旨是找出和心血管疾病相關的風險因子。弗雷明漢心臟研究率先顯示，飲食和運動對預防心臟病有影響。

就和斯諾一樣，弗雷明漢研究人員也對於當時盛行的理論抱持懷疑。多數醫師相信，心臟病是老化的自然後果，尋找心臟病的藥物根本像在找不老仙丹。不過弗雷明漢計畫的科學家推測，心血管健康會受生活型態和環境的影響。他們想藉由大規模的流行病研究，看出生活型態與環境因子，從而找到新的介入方式，降低心血管疾病和中風的風險。

學者明白這項研究要很多年後，才能得到肯定的結論，因此到一九六〇年代初，才首次提出了可靠的發現，這時弗雷明漢心臟研究已經十幾年了。他們有許多發現，包括中風和三種不同的身體狀況有相關性：動脈阻塞（動脈粥狀硬化〔atherosclerosis〕）、血清膽固醇提高（高膽固醇血症〔hypercholesterolemia〕，高血液膽固醇），以及高血壓。

由於弗雷明漢心臟研究和所有流行病學研究一樣，講的是相關性而不是因果關係，因此仍不清楚高血壓是否真會導致中風？或高血壓與中風這兩種疾病是不是由其他共同因素造成？就像吃精製糖和感染小兒麻痺的現象，起因都是因為一九三〇年代已開發國家的生活型態。弗雷明漢心臟研究受到部分醫師的批評，例如有些人主張，高血壓與中風是老化時無可避免的副作用。但是有個研究發現，意外支持了「本態性高血壓」並非常態的說法——一種稱為Diuril（商品名，學名為「氯噻嗪」）的藥物。

在一九五〇年代，默克有一項計畫：尋找能抑制「碳酸酐酶」的化合物。這些阻斷劑能降低血液酸度，而血液酸度高是很常見的身體狀況，通常源自於腎臟或肺臟問題。若要維持健康，血液酸度的安全範圍很小，失衡會引發頭痛、暈眩或疲憊。如果血液太酸，甚至可能導致昏迷。碳酸酐酶抑制劑有助於調整血液酸度，使其恢復到正常範圍，卻引發了意料之外的副作用——讓病人排尿。醫師將這種會讓人排尿的藥物稱為利尿劑。

由於增加排尿可以降低血容量，進而降低血壓（血液中循環的血液較少時，心臟不需要那麼用力即可把血液打到身體各處，血壓也會降低）。默克的碳酸酐酶抑制劑不僅能降低血液酸度（默克的最初目標），還在無意間降低了高血壓。

當然，那時的人並未察覺降血壓藥物的需求。但默克既然已握有一套利尿劑，就會找其他理由讓病人想增加小便的頻率。他們很快發現碳酸酐酶抑制劑的另一種用途：幫助水腫（edema）的病人。水腫是指液體在皮膚下與體腔異常累積。比方說，肺水腫就是肺部腫大，若心臟太虛弱，無法把血液有效打出肺部時就會發生，導致肺部氣腔有液體累積。默克明白，碳酸酐酶抑制劑能用來治療肺水腫，因為透過增加排尿、降低病人血容量，便能（一）降低累積在肺部的水分，（二）減少總血量，使心臟更容易把血液打出肺臟。

這時碰巧出現另一個發現。默克正在尋找最強力、最有效的碳酸酐酶抑制劑時，找到一種無法抑制碳酸酐酶，卻比現有藥物更能利尿的東西。他們將之取名為Diuril。他們不知道這種藥如何發揮作用，但以肺水腫病人測試Diuril時，發現既安全又非常有效。因此，原本是要找治療血液酸度的藥物，結果找到的是治療肺水腫的新藥物，這可是完全不同的疾病。但故事還沒結束。默克科學家卡爾．貝耶（Karl Beyer）認為，Diuril可能還有另一種效用——「治療」高血壓。

那時的人認為「治療高血壓」就像「治療打呵欠」一樣可笑。這麼自然、正常的現象何必治療？即使如此，已有少數醫師懷疑高血壓很危險，而不是健康的象徵。貝耶悄悄把Diuril交給醫師同事比爾．威克森（Bill Wilkerson），請威克森悄悄讓幾名高血壓病患服用，看看有何結果。

正如預期，他們的血壓下降了。貝耶於是明白，Diuril可成為第一個有臨床效用的降壓藥——不過，這種藥沒有市場。Diuril在一九五八年上市時，主要用途仍是治療肺水腫。

無論如何，其他藥物公司注意到默克的降壓藥有效。他們知道未來的商機總是說不準，萬一錯過了可就不妙，於是也自行開發。這導致許多仿效Diuril的藥品出現，也就是噻嗪類利尿劑（thiazide）的降壓藥。在Diuril推出後幾年，FDA就核准了六種噻嗪類利尿劑。

這些降壓藥起初並不常用。第一回合的弗雷明漢心臟研究發表後，顯示出高血壓與中風之間有關聯。雖然許多醫師對於這項研究的發現抱持懷疑，但有醫師認為噻嗪類利尿劑是安全有效的降血壓藥物，開給高血壓病患是利大於弊。如果弗雷明漢心臟研究中，高血壓與中風之間確實呈現因果關聯，那麼噻嗪類利尿劑或許能降低高血壓患者中風的機率。另一方面，如果這關聯不是因果關係，醫師認為開立噻嗪類利尿劑的處方也沒什麼太大的危害。FDA也支持開立各種抗壓劑給血壓高的患者，因為FDA明白，科學家要能建立高血壓與中風之間的因果關聯（而不是只停留在弗雷明漢研究所提出的相關性），就要先真正降低高血壓者的血壓，才能觀察影響——換言之，就是進行專門的研究。

美國疾病管制與預防中心（Centers for Disease Control and Prevention）監測全國人口的中風病例，他們很快注意到，中風人數明顯下降，遂判斷這情況和有愈來愈多病人服用降血壓藥物有關。醫學界風向變了，開始建議高血壓治療。「本態性高血壓」成為不健康的高血壓。這是早期流行病學與大藥廠攜手合作，推翻一般看法的例子，也大幅改變時人對重大身體病況的態度，一舉挽救無數人命。一九五五到一九八〇年之間，美國中風病例下降近百分之四十。

既然降血壓藥對健康有益，藥物獵人便開始尋找最完美的抗血壓藥。噻嗪類利尿劑降血壓的效果普通，且顯然副作用不太理想——頻尿。若某種藥能有效降低血壓，又沒有不太舒服的副作用，則可望帶來龐大的獲利，因為需要降血壓的人必須終身服用它。有個人就擔負起這項任務——詹姆士．布拉克（James Black, 1924~2010）。

詹姆士．布拉克不太像藥物獵人。他一九二四年出生於蘇格蘭小鎮阿丁斯頓（Uddingston），是個優秀的學生，並進入聖安德魯大學學醫。可惜他畢業時已欠下大筆債務，百般不得已之下，便接下薪資最高的工作，到新加坡的馬來亞大學任教。後來，他總算回到蘇格蘭某獸醫學校任教。他設法善加利用不討喜的工作，開始研究腎上腺素對人類心臟的影響，尤其是心絞痛患者。

你對腎上腺素在戰或逃反應（fight-or-flight response）中扮演的角色應該不陌生——若面臨危險（例如持槍的陌生人），腎上腺素會大量湧現，讓你保持超高警覺，隨時行動。但腎上腺素還有另一項生理功能：它是控制血壓的激素。布拉克認為，任何能夠阻斷腎上腺素的藥物，也可降低血壓。布拉克認為這很有發展希望，便在一九五八年找上英國藥廠帝國化學工業（ICI Pharmaceuticals），應徵藥物搜尋科學家的工作。雖然布拉克是獸醫教授，沒有藥學背景，但他是名聲很好的研究人員，因此ＩＣＩ錄用他，而他馬上著手尋找能阻斷腎上腺素效果的化合物。

腎上腺素受體有兩種，一種是α受體，一種是β受體。研究顯示，β受體和調節血壓有關。布拉克推測，如果能阻斷人體中的β受體，就能降低血壓。但如何阻斷β受體，又不阻斷α受體則是一大挑戰，因為α受體的分子結構也相當類似，且控制著和血壓無關的其他生理機能。布拉克著手尋找能區別兩種受體的化合物，終於在一九六四年發現普萘洛爾（propranolol），這種藥能選擇性阻斷β腎上腺素受體。這是全球第一種降血壓的「β受體阻斷劑」。

普萘洛爾能降血壓，又沒有噻嗪類藥物的利尿副作用，旋即成為一九六〇年代與七〇年代的暢銷藥，全球各地的醫師都會開立這種藥物處方。布拉克也因為這項突破性的成就，榮獲一九八八年的諾貝爾醫學獎。

雖然β受體阻斷劑明顯優於噻嗪類藥物，仍有兩大缺失。β腎上腺素受體也存在於肺部，負責調節氣管大小，阻斷肺部的β受體會導致氣管收縮（許多用來治療氣喘的吸入劑，就含有刺激肺部β受體的藥物），因此普萘洛爾與其他早期β受體阻斷劑就出現了麻煩的副作用——呼吸困難。若使用β受體阻斷劑治療有氣喘的高血壓患者，可能非常危險。此外，β受體阻斷劑也會對男性造成另一項生理風險，危害不大，但會對心理造成嚴重傷害：它會使病人陽痿。

看來每一種降血壓藥都有不少缺點。降血壓藥的聖杯仍難以掌握。但某間藥廠找到聖杯時，我恰好在那裡工作。一九八〇年代初期我剛踏入製藥業時，是在施貴寶任職，這時我認識了兩名「弄蛇人」：戴夫．克什曼（Dave Cushman, 1939~2000）與米格爾．奧丹提（Miguel Ondetti, 1930~2004）。他們兩人都是施貴寶的藥物獵人，且剛好都對蝮蛇毒素有興趣。蝮蛇的蛇毒會讓獵物的血壓大幅降低而昏迷，失去意識。克什曼與奧丹提推測，或許能分離蝮蛇毒素中可降低血壓的化合物，再製成降血壓劑。

他們先研究蛇毒中活性最強的化合物——壬肽抗壓素（teprotide）。他們發現，壬肽抗壓素會阻斷人體的「血管張力素轉化酶」（angiotensin converting enzyme，簡稱ACE）。雖然腎上腺素負責調節血壓，但我們如今知道ACE才是血壓的真正「主控器」。事實上，蛇毒阻斷ACE之後，就能阻斷體內控制血壓的能力，而少了這項控制，血壓就會往下掉。

克什曼與奧丹提於是著手將壬肽抗壓素發展成有用的藥物。這對藥物搜尋搭檔很奇特，宛如陰陽相合。克什曼是個話很多的藥理學家，精力充沛又頑皮，而奧丹提則是個有條理的化學家，一板一眼又內斂。克什曼不僅對科學很有熱情，更同樣熱愛漫畫。如果你看見他在影印機旁邊，他有百分之五十的機率是在影印科學研究報告，但另外百分之五十的機率是在影印漫畫，準備和部門同事分享。雖然兩人的個性南轅北轍，卻一拍即合，極有效率。

他們起初並未對壬肽抗壓素進行太多化學調整，就直接當成藥物，結果馬上碰到嚴重的問題：壬肽抗壓素經口服就無法作用，會被胃裡的消化酵素摧毀。這很有道理，因為蛇毒是由蛇的口腔分泌，而如果蛇吞下毒素後，又無法靠胃部酵素摧毀毒素，後果不堪設想。如果壬肽抗壓素只能靠注射，則一天得注射好幾次才行。想想看，這永無止境的折磨會導致多少壓力荷爾蒙分泌，根本會抵銷藥物的好處！

由於獵物或病人都不喜歡注射，因此克什曼與奧丹提知道，若要做出有商業價值的藥物，得先讓它在口中能有活性。他們開始合成類似壬肽抗壓素的分子，盼這化合物能承受得住人類胃部的嚴苛環境。在這個階段，評估成千上萬的分子是家常便飯——這是所有藥物獵人都免不了的試誤篩選過程。不過，克什曼與奧丹提採取一種新的篩選過程，這樣一來只需合成與測試幾百種分子。

這兩位科學家明白ACE酵素作用背後的生化機轉，能預測哪些類型的化合物可能阻斷ACE酵素。他們早期合成的化合物效果就不錯，在研發中又依照他們對不同分子結構可能活性的深刻見解，進一步調整化合物。他們每調整一次就測試一次，評估新的化合物效果及猜測的精準度。如果將藥物篩選過程比擬成隨意轉動吃角子老虎的轉盤，那麼克什曼與奧丹提的方式就像思考吃角子老虎的內部機械原理，之後趁著機器要吐出獎金時，才拉動拉桿。

克什曼與奧丹提採用的，就是如今稱為「理性設計」（Rational Design）的做法。他們快速合成很有效果的ACE阻斷化合物，命名為卡托普利（captopril）。理性設計是藥物搜尋史上的另一個里程碑。埃爾利希想出在染料分子的毒素上裝載化合物，從無到有設計出新藥物，是劃時代的嶄新做法。不過，他仍靠著盲目試誤法，測試許多可能有用的有毒魔彈彈頭。克什曼與奧丹提則是另闢蹊徑，提出另一種從頭開始設計藥物的新方式，但他們並不是瞎猜，而是運用化學、生化學、生理學，提出愈來愈有效率的假設，讓他們以前所未見的最短時間與最小成本，找到想要的東西。

卡托普利能阻斷ACE的作用，進而降低血壓，即使口服也有效，不受消化系統腐蝕酸性影響。有了這麼強大的新藥在手，想必克什曼與奧丹提的藥物搜尋接下來一帆風順、勝券在握吧！唉，藥物獵人的日子可沒那麼輕鬆。

施貴寶的高層主管不太願意核准藥物開發的下一個階段，即測試卡托普利的效能與安全性，因為這需要大規模（因此十分昂貴）的臨床研究。施貴寶已銷售很受歡迎的 β 受體阻斷劑「納多洛爾」（nadolol）。這群生意人主張，卡托普利可能侵蝕納多洛爾的銷售，因此卡托普利的任何獲利都是靠著減少納多洛爾而來。他們也計算，卡托普利的每年頂多淨賺幾百萬美元出頭。雖然這已經算是相當高的營收（尤其是在一九七〇年代），卻不值得繼續發展臨床研究與上市行銷。施貴寶決定擱置卡托普利。

簡單說，克什曼與奧丹提很失望。不過，他們是科學家，於是請求管理層准許他們發表成果，這樣至少不枉費自己的研究與成就。多數製藥廠非常不願讓自家科學家發表任何可能引來競爭者的東西，但是克什曼與奧丹提說，卡托普利的專利很穩，因此發表論文對公司而言風險不大。後來，施貴寶公司同意了這兩位藥物獵人的請求——這項決策或許是同情他們，畢竟如此創新的藥物研發就此中止。

克什曼與奧丹提在幾份重要的藥學期刊上，發表關於卡托普利的細節。醫學界馬上注意到他們的研究，並肯定這兩位施貴寶的科學家，發現了控制血壓的嶄新方式。不久之後，許多大型醫學院的知名醫師找上施貴寶，以為公司即將展開令人引領期盼的新藥臨床測試，而他們想在自己的醫學院進行測試。

被擱置的藥物竟如此引起轟動，這可說是破天荒。因此我公司的高層主管又聚首商量，終於決定放行卡托普利。接下來的臨床測試顯示，卡托普利是優秀安全的降血壓劑。一九八一年，FDA核准這項藥物。卡托利普在上市頭一年，就創造出超過十億美元的營收。這藥物相當賺錢，為施貴寶賺得的利潤超過其他藥物總和。

你或許以為，推出暢銷藥能讓施貴寶的股價飆漲。但我和我的主管們都不明白，為什麼卡托普利銷售一飛沖天，施貴寶的股價卻反應緩慢。不過，施貴寶的競爭者必治妥發現了這落差，遂以便宜的股價狂掃施貴寶股票。因此非常諷刺的是，最早從流行病學研究發展而來的暢銷藥，竟使施貴寶失去獨立藥廠的身分。

第十一章

口服避孕藥的偉大誕生

獨立藥物獵人的成功之路

「女人若無法擁有、控制自己身體，就不算自由。除非能照一己之意，選擇是否成為母親，否則無法聲稱自己自由。」

——美國婦運先驅瑪格麗特・桑格（Margaret Sanger, 1874~1966），《女性與新種族》（*Woman and the New Race*, 1922）

我們已探索過植物藥物時期、合成化學藥物時期、泥土微生物抗生素時期與基因藥物時期。每當有新的分子圖書館開啟，就代表新時代降臨，新一代藥物獵人也會湧進新圖書館，只為尋找辯白書。但在少數情況中，藥物獵人是在大型圖書館以外的地方搜尋，離經費多多的大藥廠實驗室很遠很遠。有時這些「獨立」藥物搜尋的故事橫跨好幾個大陸，綿延數十年，牽涉到各式各樣與千奇百怪的角色。他們在錯誤的做法、錯誤觀念與時運不濟中跌跌撞撞，終於找到足以改變世界歷史的藥物。這些獨立發展出來的藥物中，有一種藥大大改變了當今社會脈絡，其重要性與影響力不言而喻。如今，英美人士說「藥丸」（the Pill）時，指的就是口服避孕藥。

一九七〇年代是災難片的黃金時代，好萊塢推出大量懸疑片經典之作，例如《海神號》

（*The Poseidon Adventure*）、《大地震》（*Earthquake*）與《火燒摩天樓》（*The Towering Inferno*）。這些電影都有固定公式：一群南轅北轍的角色各自行動，最後集結起來，帶來救贖。例如在即將沉沒的船上，時裝模特兒在駕駛臺把名牌耳環給了受傷的通訊官，他就用耳環勉強修好壞掉的無線電。而在船的深處，墨西哥廚師把胡蘿蔔削皮器交給工程師，他用這削皮器修好幫浦。在三等艙裡，一名喝醉的前拳擊手用蠻力打開隔板，挽救受困乘客。這裡沒有單一的敘事線索，或是一名掌控大局的領導者，但假若集結眾人的貢獻，大家就能逃過一劫。每個人的努力有何重要性，必須要安全上岸、全身濕淋淋地彼此擁抱後才看得出來。畢竟大家雖然受傷，但還是保住了性命。

口服避孕藥的誕生也依循同樣的公式。

促成避孕藥發明的人物五花八門，聽起來很像厄文・艾倫（Irwin Allen, 1916~1991，美國知名導演，是「災難片大師」，上述的《海神號》與《火燒摩天樓》就是他的作品）的電影，而不是藥廠的產品開發團隊：他們是瑞士獸醫、位於墨西哥偏鄉的怪異科學家、不被肯定的生物學家、年過古稀的婦運人士、龐大財富的女繼承人及虔信天主教的婦科醫師。不過這篇故事的開頭，並不是藥物搜尋團隊或女權運動，而是醫療史通常不會提到的瑞士酪農。讓乳牛生殖力異常提高的技術，可是和避孕藥問世的故事息息相關。

酪農業是瑞士重要產業。想想看，提到瑞士時你腦海中就會出現的經典畫面：牛隻在阿爾卑斯山草原吃草，脖子上的牛鈴叮叮噹噹響，這畫面和馬特洪峰一樣經典。酪農場要盡量多生產乳製品，因此得讓乳牛持續懷孕，乳房才會不停分泌牛奶。酪農場的生產循環很簡單。一頭母牛產下小牛，等小牛斷奶後，酪農立刻開始收集乳牛乳房的奶。牛乳產量起初很高，但幾個月後就會下降。等到乳牛終於「退奶」，這頭牛又開始具備生殖能力，因此農夫會趕緊讓牛交配，重啟循環。生小牛、擠奶、交配、生小牛；這就是瑞士酪農與瑞士乳牛的生命史。

然而這整個過程必須仰賴一項關鍵技能。酪農必須在乳牛退奶後，盡快讓牠懷孕。無論到哪一處瑞士酪農場，最常聽見的苦惱抱怨是：「我的乳牛沒有小牛！」（Meine Kuh hat kein Kalb!）會生的母牛是搖錢樹，不會生的乳牛則是錢坑，酪農得繼續餵養這不孕的動物，但牠就是不生產牛乳。在十九世紀末，瑞士人（這民族常因實事求是、毫不浪漫的性格被嘲笑）試驗各種讓不孕的母牛懷孕的方式，後來，一名非常實事求是，毫不浪漫的瑞士獸醫發現，如果把手伸進乳牛肛門，透過直腸壁去捏碎卵巢內某個脆弱結構，這頭母牛便會很快恢復生殖力。

這位勇敢獸醫的做法旋即成為瑞士酪農的實務典範，雖然酪農並不知道他們究竟捏了什麼。這透過直腸促進生殖的奇特技巧，在瑞士阿爾卑斯山地區以外並不為人知，直到一八九八年，蘇黎世獸醫教授厄文．左克（Erwin Zschokke, 1855~1929）首次在科學期刊中記錄下這個方式。左克精準指出這個被擠破的部位，亦即卵巢內的黃色卵型結構，叫做「黃體」（corpus luteum）。

在左克的發現之後，一九一六年兩名維也納生物學家指出，從雌鼠黃體取出的萃取物會抑制排卵，即抑制生殖力。後來的實驗顯示，這萃取物的活性成分是一種類固醇激素，稱為黃體素（progesterone）。到目前為止，這些都還只是好奇科學家純粹的學術研究，背後是想解開複雜生殖之謎，他們並未思考這項發現的實用性。沒有人想到黃體素有很實際的用途，更沒有人想到可做成女性口服避孕藥。然而左克教授的研究推動了檯面下的製藥合作關係，這項合作跨越了國家、時代與學術領域。

從黃體的相關研究來看，黃體素在女性生殖系統中顯然扮演要角，於是世界各地的生物學家開始研究起這種類固醇激素。不過，他們的好奇心卻被一項惱人事實阻斷了。在合成化學界經費有限的情況下，沒有人知道如何製作價格合理的黃體素。生物學家需要黃體素才能研究它對動物生殖過程的影響，但是需求遠遠大於供給，使得這種激素太昂貴，無法進行實驗。在一九二〇與三〇年代，化學界一大難題就是如何以經濟方式合成黃體素——這問題引來了一名特立獨行的化學家。

寇特·馮內果（Kurt Vonnegut, 1922~2007，美國小說家，以黑色幽默見長）的科幻小說《貓的搖籃》（*Cat's Cradle*）中，虛構了一位諾貝爾物理學獎得主菲力克斯·霍尼克（**Felix Hoenikker**）。霍尼克只管純粹令他好奇的事，絲毫不受政治、貪念或常識的動搖。一天，有人問霍尼克在休息時會玩什麼遊戲。霍尼克回答：「為什麼我要捏造遊戲？明明有這麼多真正的遊戲可玩。」在小說中，政府雇用霍尼克加入曼哈頓計畫，研發原子彈。他加入研究後不久，就突然停了下來。計畫負責人匆匆忙忙來到霍尼克的實驗室一探究竟，赫然發現實驗室裡塞滿水族箱與烏龜。霍尼克已把注意力完全從原子彈的難題，轉向烏龜的難題上：「烏龜伸長脖子時，脊椎是彎曲還是緊縮？」

曼哈頓計畫的領導者相當氣惱，趕緊問霍尼克的女兒該如何是好。答案相當簡單。她說，父親只研究擺在眼前的有趣事物，所以只要把烏龜搬走，把原子彈研究放到他眼前即可。負責人依照她的指示，而霍尼克隔天一回到實驗室，找不到什麼好玩的事情，就開始恢復工作，設計出第一個原子彈。其實，現實生活中有個和霍尼克一樣的奇才——羅素．馬克（Russell Marker, 1902~1995）。

有個知名的化學家曾說：「羅素．馬克應該是故事最多的化學家。在我們這一行，若大夥兒聚在營火邊，就會講講他的故事，凝聚一下感情。」一九二五年，馬克才在馬里蘭大學（University of Maryland）化學研究所就讀滿一年，已讓指導教授印象深刻。指導教授說馬克在實驗室的卓越表現，足以獲得博士學位，他只要修完一些課程，符合校方的畢業規定即可。不過馬克拒絕了。教授相當驚訝，警告他如果不上完必修課，就無法取得文憑，「最後只能去分析尿尿」。馬克倒是滿不在乎，研究所也不念了，就到乙基公司（Ethyl Corporation）找了份差事——這家化學生產公司專門生產碳氫化合物。

乙基公司忙著解決的問題，恰好吸引了馬克的注意：若要比較不同汽車引擎的效率，該從何判斷起？是引擎的因素，或是汽油的因素？這問題之所以難解，是因為汽油的種類繁多。汽油並非單一分子，甚至不是成分一致的單一化合物，而是可能由成千上萬種不同的碳氫分子構成的。如果某種引擎效能不佳，該如何判斷是引擎設計的問題，還是用了不好的汽油？

馬克來到乙基公司的頭一年，就解決了這個問題。他建構出一套將石油分級的標準系統，完全不必分辨石油是由哪些分子組合而成，而是評估你希望石油爆震時，它會不會剛好就爆震。馬克所提出的新系統是將某批石油與「完全爆震」（異辛烷〔isooctane〕，羅素將之列為一百）以及「完全不爆震」（正庚烷〔heptane〕，零）相比較。這就是今天加油站仍沿用的辛烷值評比系統。

雖然馬克在乙基公司很快交出亮眼成果，但沒多久就對碳氫化學失去興趣，才待了兩年就辭職。後來，他前往知名的洛克斐勒醫學研究所，從事學術研究。接下來六年，他只靠著一名實驗室技工的協助，就發表高達三十二篇的光分析化學研究報告。這是和碳氫化學截然不同的領域，時至今日，其中多篇報告仍為此領域的經典之作。但是不久之後，他又想要玩點新的化學遊戲，於是和老闆發生摩擦。「利文（Levene）只想讓我做一成不變的旋光性研究，」馬克後來解釋，「但我想要研究新的東西。」於是，他又轉職了。這回他成為賓州大學化學研究者，全心投入新的謎團——黃體素的合成。

馬克知道，這是當代化學懸而未解的一大謎團。一九三六年，他決定去找以工業規模生產黃體素的方法。他的做法和其他人截然不同，而且非常簡單。類固醇是很大的分子，很難組合。合成大型分子像加法遊戲：化學家先從小分子開始，之後有系統地一個個分子加上去，直到組合出完整的類固醇為止，就跟組合玩具Tinkertoy一樣。但這樣很容易不小心就把一種中介的分子放錯位置，毀掉整個合成物，不得不從頭開始。一般而言，分子愈大，合成過程愈難。合成小分子（例如阿斯匹靈）通常比較簡單，就像做起司通心粉一樣。但是合成大分子（例如黃體素）就像做一道乳鴿填肉凍一樣繁複。

不過，馬克以逆向操作來解決問題。他不把合成黃體素視為加法遊戲，而是減法遊戲。他不使用小分子組成黃體素，而是從更大的分子著手，把分子分解到只剩下黃體素（若以化學術語來說，他要做的是降解，而不是合成）。他要的是比黃體素更大的分子。

馬克最後選定一類稱為「植物固醇」（phytosterol）的化合物，這是和膽固醇類似的大型分子，但是存在於植物，而不是動物。馬克嘗試削減植物固醇分子，留下黃體素分子。他先從薯蕷皂苷配基（diosgenin）著手，這是存在於菝葜（sarsaparilla）根部的植物固醇，結果一試就成功，立刻降解成黃體素。這是個好兆頭，但即使他已指出新方法可行，仍得證明他可以提供完備合理的工程技術和設備。為了做到這一點，他需要很多很多的薯蕷皂苷配基——這就是新問題所在。

菝葜的根較細，所含的薯蕷皂苷配基太少，不適合商業生產。馬克必須尋找其他含有薯蕷皂苷配基的植物——根夠大、價廉，且充滿薯蕷皂苷配基分子。他知道在美國西南部有幾種根部粗大的塊根植物，裡頭含有薯蕷皂苷配基的成分。因此，馬克就像四個世紀以前的科達斯一樣，展開植物遠征之旅。一九四〇年，他進入炎熱荒涼的德州與亞利桑那州原野，測試了每一種塊根，但是美國的塊根植物仍偏小，薯蕷皂苷配基含量仍不夠高。

後來，他又往更遙遠的南方前進，穿越格蘭河（Rio Grande），進入墨西哥。他來到維拉克魯斯州（Veracruz），總算找到薯蕷皂苷配基含量相當高的植物——墨西哥菊葉薯蕷（*Dioscorea composite*）。這種植物有很大的土黃色塊根，可重達一百磅，需以獨輪車運送。馬克運了一百五十磅回美國，並賄賂海關，讓他把禁止跨境運送的農作物運進來。他回到賓州大學之後，就用裂解法，嘗試萃取出菊葉薯蕷中的薯蕷皂苷配基。這次嘗試成功！墨西哥菊葉薯蕷能產生足夠的黃體素，可做為工業等級的生產原料。

馬克向製藥廠推銷他聰明的降解法，盼能找到願意商業化生產黃體素的廠商。不過，與廠商會面一事進行得不太順利。他雖然是優秀的化學家，卻不是靈光的推銷員，三不五時就陷入枯燥、太技術性的細節探討。但或許最不利馬克初衷的，是藥廠主管懷疑他這種前所未聞的黃體素生產技巧可不可行。而他們得知降解過程中，需要跟才脫離革命與戰爭不久的第三世界國家進口大量薯蕷，更是無法置信地搖頭。

墨西哥菊葉薯蕷只能在氣候溫暖乾燥的墨西哥生長，而在當時，墨西哥是個低度開發的混亂國家，反美情緒高漲，對北邊這富有傲慢的國度來說頗危險。藥廠認為無法從墨西哥取得安全可靠的菊葉薯蕷的工業生產原料。馬克接觸的每一間工廠都拒絕他。

馬克面對挫折的反應和過去一樣：他辭去賓州大學成果豐碩的學術實驗室職位，跑到墨西哥城一處破舊的製陶間，成立了私人實驗室。如果藥廠不願和他合作，他就自己來！他花錢請墨西哥工人挖出十噸的菊葉薯蕷，這量足以裝滿好幾輛大卡車，再回來降解。他花了兩個月的時間，最後做出了令人難以置信的三公斤黃體素——數量可能超過當時全球合成黃體素的總合。既然黃體素每公克就能賣八十美元（以二〇一六年的幣值計算，每公克超過一千美元），馬克初次嘗試，就創造出價值超過三百萬美元的荷爾蒙。他等於是發現了合成化學的賢者之石，從此知道如何將菊葉薯蕷煉成黃金。

不過，他還是需要和藥廠合作，才能把這種激素賣出去。他不再想和那些對他置若罔聞的美國藥廠有任何牽扯。不過，他對墨西哥製藥業一無所知，又只會說幾個簡單的西班牙文。但他毫不畏懼，開始翻找墨西哥市的電話簿，最後手指指向一個有希望的名字——一家稱為激素藥廠（Laboratorios Hormona S. A.）的小公司。

這家藥廠的老闆是來自德國和匈牙利的猶太人，在一九三〇年代歐洲反閃族意識高漲時逃出。他們和馬克一起合作，成立新公司「辛泰製藥」（Syntex S. A.），採用了馬克所提出的降解過程，生產荷爾蒙。不過馬克過去在賓州大學、洛克斐勒醫學研究所與乙基公司的老闆肯定覺得不出所料：馬克在辛泰製藥成立後不到兩年，就把持股全部出售，離開墨西哥。都是因為馬克，辛泰製藥才能交出史無前例的黃體素，然而馬克把所有相關權利都放棄了。他也拋棄科學，切斷和所有之前化學圈朋友與同事的聯繫，突然消失得無影無蹤。原來，他又一頭栽進新領域：十八世紀的銀器製作。這一回，他的興趣持續很久，到去世之前，多半在打造繁複的洛可可風格湯盅及餐桌裝飾。

就像馮內果筆下的科學家霍尼克，馬克從不在乎名利或研究的實用性。他只喜歡玩大自然的「真正遊戲」。雖然他特立獨行、不切實際，卻留下其他科學家做不到的成就：運用突破性的方式，以工業規模生產黃體素。

美國公司看見辛泰製藥莫名成功，終於決定採用馬克的降解法。到一九五〇年代初期，市面上已有超過兩百種不同的黃體素化合物。由於荷爾蒙產品突然暴增，世界各地學術圈開始大量研究起女性荷爾蒙。其中一間實驗室就位於美國麻州的劍橋，由猶太生物學家格雷戈里・平克斯（Gregory Pincus, 1903~1967）主持。

在十九世紀初，大批富有、受過教育的德國猶太人移居美國，很快便融入了美國文化，成為紐約銀行家、蓄奴莊園主人、西部妓院老鴇，以及對抗印第安人的騎兵。但新一波猶太移民卻步上不同路線。到了十九世紀末期，這些不那麼富裕的東歐猶太人，無論外表或口音都和多數美國人不同，且多處住在城市內部的貧民區，例如曼哈頓的下東區。

較早前來的猶太人已融入美國主流社會，開始替這些新來的猶太人感到憂心。許多已經有地位的德國猶太人，自認為必須幫助東歐同胞融入美國文化，其中一項最知名的慈善行動，是由德赫希男爵基金會（Baron de Hirsch Fund）發起。莫里斯・德赫希（Maurice de Hirsch）是個猶太慈善家，很欣賞明尼蘇達州的挪威移民，他們一來就快速成為優秀的美國小麥農。這些北歐移民的成就有目共睹，也讓德赫希有了靈感，想出簡單的點子。他不要把東歐猶太人送進貧民窟。要讓他們變成正宗美國人，還有什麼比成為農夫更好的方法呢？正如挪威移民成為明尼蘇達州的小麥農，德赫希基金會協助猶太移民，成為紐澤西州的雞農。

一八九一年，在德赫希基金會的金援之下，東歐猶太人成立了農業聚落——紐澤西州伍德拜恩鎮（Woodbine）。基金會補助猶太移民購置農地，付錢讓他們學習新的謀生技能。不過，德赫希的理想，並非以他當初所設想的方式實現。多數十九世紀前往美國的移民（包括挪威人）在歐洲已善於務農，來到新大陸之後更引進了大量的農耕知識。相對地，歐洲猶太人多是商人，他們沒有務農能力，而是帶來淵遠流長的宗教研究傳統，通常凡事依照拉比的引導，且分析《塔木德》文本。

這些來到伍德拜恩的猶太移民，以鑽研猶太經典《塔木德》的精神來養雞。他們會審視這些家禽並詢問：「Vi tut a hun lebn?」，意思是「雞如何生活？」東歐移民仔細審視這些雞，設法解答雞如何下蛋，以及如何提升雞的產量。既然猶太人設立經學院（yeshivas）來研究宗教文本，因此伍德拜恩在一八九四年成立德赫希農業學院（Baron de Hirsch Agricultural College），以機構的力量來研究雞隻飼養的奧祕，也就不奇怪了。猶太人要當農夫，要當的也是有學問的農夫。

平克斯於一九〇三年出生於伍德拜恩，是第一代在伍德拜恩長大的猶太人，家中兩位叔伯是德赫希學院的農學教授，因此他很小就知道，大自然的生物現象是可依人類期望操縱與改善的。平克斯用功好學，得到哈佛大學的生物博士學位，成為哈佛一般生理學（general physiology）的副教授，之後又成為麻州伍斯特克拉克大學（Clark University）的實驗生物學教授，還成立伍斯特實驗生物學基金會（Worcester Foundation for Experimental Biology）。平克斯在這個學術實驗室中，以黃體素來研究他所謂的「大問題」：「為什麼卵會開始發育，為什麼要持續發育？」

平克斯的成就，看似實現了德赫希讓東歐猶太人融入美國生活的理想，但實際上，他在學術界仍是局外人。一九一〇到一九四〇年代，是大學有「名額限制」（*numerus clausus*）的年代，這是一種偏頗的大學名額分配系統，限制猶太人進入長春藤體系學校的人數。平克斯和多數盎格魯薩克遜清教徒（WASP）的外表與說話都不相同，格格不入的言行舉止竟導致他的事業發展受挫。

在克拉克大學，平克斯以穴兔（*Oryctolagus cuniculus*）的卵為研究主題。穴兔有毛茸茸尾巴、兩根長長的大門牙，常被選做實驗動物。不過，他很快發現，要精準控制兔子複雜的受精作用很不容易。他開始思考，若不讓兔子的卵在身體受精（也就是生物學說的體內受精〔*in vivo*〕），可不可讓兔子體外受精呢？經過幾年的實驗之後，他成功讓穴兔的卵在培養皿受精。這是哺乳類的卵首度在體外受精。

雖然平克斯並不追求名利，但報紙立刻指稱平克斯是現代的弗蘭肯斯坦，做出了「無父的兔子」。平克斯的外表使這指控雪上加霜：他亂髮蓬鬆、彎曲粗眉、眼睛深色狂野，看起來像令人鄙夷的洛宏（Rotwang），亦即當時的電影《大都會》（*Metropolis*）打造女機器人的瘋狂科學家。曾有記者問他，是不是打算在試管中造出人類，這一問使他更加惡名昭彰。雖然平克斯實際上回答的是：「我並未嘗試在實驗室創造人類」，但報紙竟把這句話誤植為「我正嘗試在實驗室創造人類」。

平克斯在日後的職業生涯中，不斷被追問帶有褻瀆色彩（且子虛烏有）的「平克斯創生」（**Pincogenesis**）過程。而他看起來奇特的猶太人外表，更使眾人對他指指點點。雖然平克斯盡量避開公共聚光燈，但傷害已造成。他發現很難為研究募到經費，甚至得加班當實驗室清潔員，才能讓實驗室運作。平克斯懷才不遇，遭受孤立，不知該如何找到足夠的經濟支援，恢復實驗室先前的榮景，得以繼續研究大問題。然而他遇見瑪格麗特・桑格（Margaret Sanger, 1879~1966）之後，黑暗中逐漸露出曙光。

桑格女士出生於紐約的愛爾蘭天主教勞工家庭——在一八七九年，代表這個家族非常龐大。桑格相信，她母親生了十一個孩子、流產過七次、得年僅僅五十，原因正是懷孕太多次。她站在母親棺木一邊，瞪著對面的父親，指責道：「是你害的！她生了太多孩子！」

桑格在曼哈頓下東區當護士時，更加痛恨毫無控制的生育。在桑格照顧的貧困移民中，無法再多養一個孩子的絕望婦女常會花五塊錢，進行非法的祕密墮胎。桑格渴望有經濟、方便、可靠的生育控制法來協助這些婦女，但是在一八四二年發明女用避孕隔膜、一八六九年發明男用全長保險套之後，就沒有任何新的避孕方式出現。一九一四年，桑格發明「生育控制」一詞，提供女人小冊子與避孕隔膜——這是違反聯邦法律的做法。

一八七三年的《康姆斯托克法》（*Comstock Act*）即是妨礙風化法，這項法律禁止美國人散播關於避孕的資訊。不僅如此，有三十州制定法律，明文禁止避孕品流通。因此在第一次世界大戰時，美軍是盟軍中唯一沒有由官方提供保險套的軍隊，無怪乎在所有參戰國中，美軍罹患性病的病例最多。

在《康姆斯托克法》規定之下，桑格在一九一五年因為以郵件寄送避孕隔膜而遭判刑，又在一九一六年，在紐約開設全美第一間生育控制診所而遭逮捕。但是桑格毫不退卻。一九二一年，她成立美國生育控制聯盟（American Birth Control League），是美國計畫生育聯合會（Planned Parenthood）的前身。接下來的三十年，她竭盡所能，提高民眾對生育控制的認知，並分送避孕器給美國婦女。同時，她有一個夢想。她期盼能有一種藥丸，讓婦女可像服用阿斯匹靈一樣，吃了就能控制自己要不要懷孕。

桑格並非科學家，不了解受精方面的激素生物學、藥物開發科學，連製藥產業如何運作也不知道。她甚至對於像阿斯匹靈那樣的生育控制藥丸究竟可不可行，也毫無概念。雖然她反覆造訪藥廠，提出開發口服避孕藥的想法，但屢遭駁斥。藥廠總搬出《康姆斯托克法》，以及擔心天主教徒抵制產品為理由。「對了，」一位藥廠主管甚至意有所指地問：「為什麼婦女會想要每天吃一個藥丸，只為了控制懷孕？」

桑格熱衷尋找控制生育的藥丸，到了一九五一年，年逾七旬的她仍不放棄。她造訪過每家大藥廠，有些甚至不只造訪一次，但沒能說服任何一家藥廠相信這種藥物的潛在價值。她也不知道從科學觀點來看，創造出這種假想的藥丸可不可能。她覺得自己時間不多了，決定改變策略。或許她可以說服製藥業之外的科學家，自行創造避孕藥。

要是桑格稍微了解一九五〇年代的製藥現況，就會明白學術界的科學家多麼不可能在大學研究室做出新藥。在ＦＤＡ成立之後，新藥開發成本非常高，即使經費充足的學術實驗室也無法負擔。她不知道自己的理想不可行，只管思考該如何找出科學家。這科學家必須在女性生殖生理學上有卓越的研究成果。這位科學家也必須非常孤注一擲，願意協助這位七十多歲的女權人士追尋她狂野的夢想，幫助婦女控制生育，還得願意尋找有爭議性，甚至有違法之虞的藥物。桑格終於找到符合所有條件的人——葛雷格利．平克斯。

雖然她無法評估平克斯的科研能力，但既然有那麼多人公開詆毀他、認為他膽大妄為、想促成體外受精，想必平克斯有控制生育的研究本事。桑格斯請平克斯來參加美國計畫生育聯合會會長的晚宴。待晚宴結束時，桑格已讓平克斯獲得聯合會經費，全數用於他現有的動物受精研究。不過桑格也提到了她真正的目標：開發世上第一個口服避孕藥。平克斯信心滿滿地保證，他可以開發出這種藥物——只是需要大量經費。

提到美國企業家金．坎普．吉列（King C. Gillette, 1855~1932），大家通常會想到他是拋棄式安全刮鬍刀的發明人。但確切而言，吉列是提出拋棄式安全刮鬍刀的靈感，再說服冶金家威廉．艾默里．尼克森（William Emery Nickerson, 1853~1930）想出實際做法，讓腦中靈感化為實體商品。當時大家還不知道如何把薄薄的方形鋼片變成銳利刀片，然而在吉列的金援下，尼克森解決了這棘手的工程技術問題。桑格與平克斯的關係也差不多。桑格懷抱著口服避孕藥的夢想，卻不知道如何把夢想變成現實。於是她找上知道怎麼做的人。而正如吉列資助尼克森的研究，桑格也設法幫平克斯獲得經費——找她的好友凱瑟琳．德克斯特．麥考米克（Katharine Dexter McCormick, 1875~1967）。

麥考米克的人生就像小說。她出生於芝加哥的貴族家庭，家譜可追溯到五月花號。她就讀於麻省理工學院的生物系，並成為該校第一位女性畢業生。她嫁給時髦年輕的史丹利．麥考米克，也就是國際收割機（International Harvester Company）龐大財富的繼承人。但不久之後，童話般的生活破碎了。她先生在二十歲出頭就罹患思覺失調症（schizophrenia，舊稱「精神分裂」），不久即陷入無藥可醫的瘋狂狀態。

麥考米克相信思覺失調症會遺傳，因此下定決心絕不生育。在二十世紀初期，凱瑟琳·德克斯特·麥考米克這位聰明美麗的少婦，坐擁財富，老公發瘋，膝下無子。她需要轉移活躍的心思，於是把注意力轉向當代最重要的社會運動——女性投票權運動。

麥考米克投入女性投票權運動，朋友口中有「擲彈手力量」的她，成為美國女性選民聯盟（League of Women Voters）的副會長，不僅資助《婦女雜誌》（*Women's Journal*），並成功安排許多活動，推動美國憲法第十九修正案通過，賦予女性投票權（本修正案的內容是禁止任何美國公民因性別因素被剝奪選舉權，一九二〇年生效）。在她提倡女性投票權的一九一七年，麥考米克參加一場在波士頓舉辦的演講，講者的熱情與信念令她印象深刻。從與桑格相遇的那一刻開始，桑格的信念就深深影響著她。而當桑格告訴麥考米克，關於避孕藥就像服用阿斯匹靈一樣的夢想之後，這位女繼承人就被打動了。

麥考米克是麻省理工的生物學家，深信生物化學的力量。在成功推動憲法第十九修正案之後，麥考米克又在桑格的生育控制藥丸聖戰中，為人生找到嶄新的意義與目標。麥考米克常協助桑格，還悄悄走私避孕隔膜到桑格的生育控制診所。然而，雖然麥考米克擁有大筆財富，卻無法資助生育控制藥丸的研究。先生的精神病情加重時，她陷入與夫家爭奪先生財產的官司中。麥考米克不得不投入夫家認可的領域，例如贊助思覺失調症的研究。

她先生於一九四七年去世，這使得一切都改觀了。根據他慷慨的遺囑，麥考米克繼承他三千五百萬美元的財產全額（相當於今天的三億五千萬美元），她朋友說「和克羅伊索斯（Croesus）[1]一樣有錢。」終於，已經七十二歲的凱瑟琳．德克斯特．麥考米克可自由追求自己的目標——口服避孕藥。

桑格原本建議，麥考米克應在世界各地資助不同的機構，不過麥考米克擔心，亂槍打鳥達不到效果。她想鎖定真正能做出避孕藥的目標，而非不確定性很高的開放式基礎研究。畢竟她已投入多年，盼在有生之年能見到避孕藥問世。

一九五三年六月八日，桑格帶麥克米克前往麻州克拉克大學，亦即平克斯任職之處。平克斯帶兩位已古稀之年的女士參觀——只是沒花多久就參觀完了，因為他的實驗室很小。不過，桑格的熱忱與平克斯的信心打動了麥考米克。「相信你就是能實現我們夢想的人，」麥考米克說，之後就簽下四萬美元的支票給平克斯。這筆經費（以二〇一六年的幣值計算為三十五萬美元）比美國國家科學基金會（National Science Foundation）總預算的百分之一還高。平克斯在克拉克大學的實驗室原本只能勉強運作，現在卻比美國許多頂尖實驗室的經費還多。

這醜聞纏身的猶太局外者和兩位年長的女性主義者，剛成立了不可思議的聯盟。這兩位女性主義者一個有錢得不得了，另一個則是在貧困中長大，兩人都無法判斷他能不能發展出有效的口服避孕藥。不過，他們都有共同的聯繫：曾引發大眾爭議、面臨大眾詆毀。這愈戰愈勇的小組，即將發動一場新的戰爭。

平克斯向桑格說明，他們的目標是發展一種口服就能發揮效用的黃體素。自從左克教授探討母牛受精之後，許多人便開始研究黃體，也知道黃體素注入女性哺乳類體內會抑制排卵。不過，黃體素無法口服；身體無法透過消化系統吸收黃體素。即使理論上注射藥物可以變成口服藥，但口服藥物的吸收效果在動物身體與人體中不盡相同。想確知黃體素口服版本有沒有效，唯一的方法就是進行人體測試。

在整個一九六〇年代，除非某種藥物已是可吞服的化合物，否則藥廠通常不會生產，因為把注射藥轉換成口服藥的研發過程所費不貲。我在施貴寶任職時，ＦＤＡ核准了我們公司的抗生素氨曲南（aztreonam），但這種化合物只能透過注射才有效。我們設法做出口服版本，只是要能獲得ＦＤＡ核准，得先進行昂貴耗時的臨床測試——最後的測試結果說不定顯示，口服版本根本沒效。有沒有什麼方式，可讓我們對口服藥更有信心之後，再進行昂貴麻煩的臨床測試？有。我親自吞下了尚未測試的氨曲南口服藥。

我和幾個勇敢的同事，有天早上配水吞下這藥物，等待一段時間再排尿測試。當天下午，臨時測試的結果出爐。成功！我們的身體吸收了口服抗生素。這表示可以進行臨床測試，包準值回票價。不過，我那天晚上還在為這結果開心時，忽然肚子劇痛，衝進廁所拉肚子。諷刺的是，我

1譯註：希臘神話中利底雅王國國王，擁有龐大的財富。

完全沒想到這魯莽的測試可能導致胃腸不舒服。我太渴望這藥物能成功，根本沒想到，不停跑廁所是因為口服氨曲南，還以為是中午吃的雞蛋沙拉有問題，導致食物中毒，腹瀉不止。我完全忘了這回事，直到臨床測試展開，好幾個受試者發生噴射性腹瀉。不用說，FDA從未核准我們的口服藥。

平克斯開始研究口服黃體素時，先在兔子身上測試黃體素化合物。市面上有超過兩百種黃體素化合物，全是以馬克的降解法製成。平克斯以克拉克大學實驗室的兔子測試每一種化合物。其中三種化合物穩定預防兔子懷孕，且未產生不良效果。這樣就夠了。他只要在人類身上測試這三種候選藥物。

終於剩下最後一項障礙了，不過這是很大的障礙。根據聯邦法律，只有臨床醫師可指導人體藥物測試。平克斯需要找個夥伴，願意參與這惡名昭彰的計畫，也能承受到時被放大檢視的壓力，以及接著無可避免的道德爭議——這計畫嚴格來說，違反了州與聯邦的反避孕法律。平克斯一定懷疑過，到底是獲得四萬美元的支票困難，還是找個醫師、測試世界上第一種口服避孕藥更不容易。

約翰．羅克醫師（Dr. John Rock, 1890~1984）的牆上總掛著銀色十字架。這位醫師長年虔信天主教，每天早上七點會在布魯克萊恩（Brookline）的聖瑪麗教堂參加彌撒，有時也會去聖母始胎無玷教堂（Immaculate Conception Church）。他向來親切有禮，為哈佛大學醫學院的病患打開大門，稱呼她們為女士或小姐。羅克在哈佛的產科任教已超過三十年，而他相信，病人最大的苦難顯而易見，就是違背意願的懷孕之苦。

他看過母親因為生了太多孩子，導致子宮損傷、過早老化及經濟困境。羅克是堅定的社會保守派，曾反對哈佛大學讓女性入學，認為這是為女性利益著想。不過，他漸漸發展出進步的看法。即使天主教會堅持反對節育，羅克相信，控制生育可以減少貧窮與反覆懷孕造成的身體病況。他深信，基督會認同控制生育。

一九四〇年代，羅克開始教哈佛的學生避孕，這在醫學院是破天荒之舉。他相信，人們只要聽過背後的邏輯與事實，就會明白節育乃是出於理性與慈悲。他出版過關於節育的書，深信可顛覆民眾的態度，可惜未能如願。不過，這本書倒是吸引了克拉克大學一名猶太生物學家的注意。

平克斯以兔子完成黃體素測試之後，在一場醫學研討會上遇到了羅克，兩人在哈佛大學就已認識。平克斯得知羅克對於節育的進步觀點之後，便談到或許可使用口服黃體素來避孕，想試探羅克有沒有興趣和他一起進行人體測試。平克斯非常詫異，因為羅克說，他早已在病患身上測試黃體素——在不孕的婦女身上。

平克斯給兔子使用黃體素，要直接抑制排卵。羅克則是用黃體素來間接刺激排卵。羅克的方式讓平克斯覺得違反直覺。這位婦科醫師是連續幾個月，每天幫病患注射某劑量的黃體素，他推論這種藥物的抑制效果可讓身體從排卵的「壓力」休息。在停止黃體素注射之後，羅克推測婦女生殖系統經過充分的休養生息，會很有精力地「回彈」，更容易懷孕。羅克的直覺顯然正確。

羅克每天為八十名婦女施打黃體素，其中十三人在完成荷爾蒙治療的四個月內懷孕——這在當時的不孕研究中是很驚人的數字。這效果稱為「羅克回彈」（Rock Rebound）。但平克斯認為，羅克研究真正了不起之處，在於他已在人類身上測試黃體素。

即使如此，羅克已六十八歲，這年紀的醫師多半安於現狀，不想惹事，準備退休。平克斯心想，羅克或許不願參與口服避孕藥的人體測試計畫，畢竟這計畫肯定名聲不佳，且非常嚴苛。沒想到羅克欣然同意，讓平克斯喜出望外。

平克斯認為羅克是監督臨床測試的不二之選。平克斯仍飽受體外受精研究的負面名聲拖累，期盼羅克的好聲望、英俊的外表與堅定的天主教信仰，能在避孕藥研究廣為人知之後，遏止免不了的反彈聲浪。至於羅克則是相當有信心（許多人說是盲目的信心），認為教宗會同意以黃體素為基礎的口服避孕藥；畢竟黃體素是天然荷爾蒙，原本就存在於人體，功能是避免人體受精，因此應該是可接受的避孕型態。教宗一定會同意，信徒須幫助貧困的婦女節育。

平克斯不光是擔心負面名聲。《康姆斯托克法》仍有法律效力，而麻州的反節育法律很嚴格，禁止避孕品流通。羅克與平克斯一同設法迴避反避孕法律。他們利用羅克原有的研究為基礎，進行口服黃體素測試，並稱之為「受精研究」，而不是「避孕研究」。雖然平克斯和羅克掩飾了真正的研究目的，但這項研究深具歷史意義——這是口服避孕藥的第一次人體測試。

一九五四年，羅克在生殖實驗室集結了五十名女性自願者，給她們三種平克斯已在兔子身上成功測試的黃體素。經過幾個月之後，羅克小心檢查這些婦女是否排卵。她們在服用口服黃體素期間無人排卵。同時，他們決定讓另一組不知情的病人也服用黃體素化合物（以今天的標準來看，此舉非常不道德，但在當時很普遍）。在伍斯特州立精神病院（Worcester State Mental Hospital）的十二名女性與十六名男性病人成了白老鼠，目的是要評估這種藥物的初步安全性，看看他們會不會產生任何不良的生理反應。幸好這二十八個精神病患都平安無事。

平克斯與羅克欣喜若狂。不過，還有個關鍵問題待解。雖然黃體素藥丸並未引起明顯的生理反應，平克斯與羅克卻擔心荷爾蒙可能傷害女性生殖系統，尤其是女性停用黃體素之後，還能不能懷孕？答案是肯定的。口服避孕藥不僅有效，而且效果只是暫時的，因此消除了避孕藥會導致永久不孕的陰影。

在波士頓的試驗成功之後，羅克與平克斯有自信，知道自己握有真正的口服避孕藥。平克斯與羅克選定三種黃體素中的異炔諾酮（noretynodrel），當作日後開發藥物的基礎。會選定異炔諾酮，是因為從動物研究來看，這種黃體素的副作用最小。但是要真正讓異炔諾酮成為商業產品，則需FDA核可，在此之前需有更完整的人類試驗。不過，由於避孕藥的臨床測試違反法律，也抵觸宗教信條，這麼一來，平克斯與羅克該如何進行呢？

平克斯期盼能找個不受法律管轄的地方，於是在一九五一年夏天造訪波多黎各島。這是再好不過的選擇。這塊美國領土人口密集，又是北美最窮的區域之一，環境條件使得波多黎克很適合節育。當時美國企業在波多黎克設了不少工廠，只要女性能控制自己不懷孕，就能找到報酬不錯的工作。更棒的是，島嶼上有六十七家不同的診所已和婦女分享非藥物的避孕法。

一九五六年四月，平克斯與羅克在里奧比德拉斯（Rio Piedras）展開第一次藥物測試。他們要提供避孕藥的消息傳開之後，報名人數立刻額滿。平克斯與洛克受到激勵，很快在其他診所也舉辦測試。在測試一年之後，結果出爐。平克斯與羅克開心不已：如果適當服用，藥物效果達到百分之百。

不過，這神奇的發現中夾帶了一個大警訊。研究中約有百分之十七的女性抱怨有噁心、暈眩、頭痛、胃痛或嘔吐的情形。事實上，波多黎各臨床試驗的主事者還告訴平克斯，十毫克的黃體素就會產生「太多副作用，一般人難以接受」。羅克與平克斯並未太重視這項警訊。他們和所有認為勝利在即的藥物獵人一樣，以令人不敢苟同的態度指出，這些婦女的抱怨可能是身心症。畢竟他們在波士頓的病人——羅克親自檢查過——的負面反應少了許多。這兩位藥物獵人認為，與他們新藥的傑出效果相比，噁心與女性腹脹只不過是小問題。

這位飽受屈辱的生物學家與象牙塔裡的理想主義者，在缺乏產業或學界的支持下奮鬥，於美國境外領土進行藥物測試，規避聯邦與州的法律，並刻意忽略令人不安的有害副作用；但是，他們證明便宜又可靠的口服避孕藥是可能的。現在他們只需以工業規模生產，並讓這些可能不安全的藥物在市面上流通，就能交給任何有需要的婦女。當然，能夠以工業規模製造與銷售藥物的組織只有一種——大藥廠。

平克斯在一九五〇年代初期便曾接觸大藥廠賽爾公司（G. D. Searle），希望公司能提供口服避孕藥的經費，賽爾公司斷然拒絕。在當時，許多藥廠都從多種神奇的新藥獲利，包括抗生素、精神病藥物與糖皮質素（glucocorticoid）——後者是新近發現的一類藥物，具有良好抗發炎效果的皮質醇。皮質醇的效用甚多，治療範圍從毒藤引起的皮膚炎到自體免疫系統等不勝枚舉，在架上很容易搶購一空。賽爾公司靠著糖皮質素賺了許多錢，何必製造可能會被天主教徒抵制、危及營收的爭議性藥物？賽爾公司主管認為，抵制行動可能導致醫院的大筆生意飛了，屆時得裁員四分之一。

不僅如此，除了法律與宗教的風險之外，賽爾公司主管不認為口服避孕藥有多少市場。這些高階主管都是男性，他們普遍認為，健康女性不會願意服用非治療或預防疾病的藥物——何況這種藥物還得每天服用。不過，等平克斯與羅克帶著私下進行的臨床測試成果，從波多黎各返回時，賽爾公司完全逆轉長久以來的立場。

雖然平克斯與羅克以為這份得來不易的資料，可以說服賽爾公司，但公司其實是私下發現了平克斯與羅克不知道的事。賽爾公司已販售黃體素給婦女，治療各種婦科疾病。令賽爾公司主管驚訝的是，許多婦女自行把這種藥物拿來避孕，當作是變通的避孕法，賽爾公司完全沒有鼓勵這種用途，FDA也完全沒有核准。因此，當平克斯與羅克出現在賽爾公司門口，準備好可供FDA審核的人體試驗資料時，公司早已打開口服避孕藥的市場。

賽爾公司做出歷史性的重大決定，同意生產第一批口服避孕藥商品。幸好賽爾藥廠並未忽略波多黎各人體測試中麻煩的副作用。藥廠相當重視這一點，於是令科學家調整羅克與平克斯合成的黃體素化合物配方，降低突破性出血量與不良症狀（突破性出血為服用避孕藥期間出現的不規則出血）。結果公司做出和阿斯匹靈大小與形狀差不多的白色小藥丸。桑格喜不自勝。這位終身女性主義者終於實現了不可能的夢想。

賽爾公司將這藥丸取名Enovid。FDA在一九六一年二月核准Enovid做為避孕藥上市，五個月之後，賽爾公司開始向民眾販售Enovid，這時距離平克斯初次收到麥考米克的支票已有七年，更是馬克在墨西哥製陶間成立私人的黃體素實驗室十四年之後的事。八十五歲的麥考米克為了慶祝，成為美國最早走進藥房，取得避孕藥處方的女性。

在Enovid釋出兩年後，共有一百二十萬名美國女性服用避孕藥，到了一九六五年數字上升到五百萬。原本沒有公司願意碰的藥，成為賽爾公司十多年來最暢銷的藥品，遠超過糖皮質素的銷售。到了一九六〇年代晚期，已有七家藥廠生產口服避孕藥，全球有超過一千兩百萬名女性服用避孕藥。如今，每年開出的避孕藥處方超過一億五千萬次。

在歷史上，沒有多少次醫藥介入能這麼快速、大幅改變社會的基礎。羅克與桑格都認為避孕藥是公共衛生的手段，能避免過度懷孕造成的身體機能退化，也可幫助無法多養孩子的貧困女性改善財務狀況。而抗議避孕藥的社會保守分子則指稱，避孕藥會鼓勵女性濫交，敗壞社會。但社會現實卻和他們想像的大不相同。

「有人曾說，『並非有聲帶就能唱歌劇。』同樣地，不是有子宮就得當母親。」葛洛利雅．史坦能（Gloria Steinem，一九三四年出生的美國女權主義者）說，「隨著避孕藥的出現，我們終於能孕育出——自己。」女性現在可依照自己的節奏從事各種職業，包括醫師、律師或企業高層主管。一般小家庭的人數大幅下降，而家庭大小與收入又成反比。受過教育與富有的階層能完全接受避孕藥，便能看出這一點。

口服避孕藥讓女性能自行控制生育，不需仰賴丈夫，也切斷了生殖與性行為之間的絕對關係。雖然口服避孕藥並非第一個刻意避孕法——六世紀阿彌陀的埃提烏斯（Aetios of Amida）的醫學著作中就曾建議女性避孕，方式是將貓睪丸放進管子，繞在腰部——不過口服避孕藥是第一種真正有效的方式。

加州州立大學（California State University）關注女性議題的歷史教授琳恩．露西雅諾（Lynne Luciano），說明避孕藥如何改變了社會對於性的基本看法。「在一九七〇年代之前，心理學期刊指出性冷感是女性的一大問題。如今，性冷感已從文獻上消失，改由勃起功能障礙和早洩取代，這是過去從未思考過的問題。」

不過，並非一切都已改觀。即使身為理想家，羅克向來堅稱口服避孕藥和天主教信仰並不相悖。但教宗可不這樣想。教宗保祿六世在一九六八年，於《人類生命》（*Humanae Vitae*）通諭禁止信徒使用口服避孕藥，且再度重申天主教會的正統教規。但是羅克面臨教會的反對時，他並未選擇與口服避孕藥劃清界線，反倒認清自己是個理想主義者，其次才是天主教徒。長久以來，他原本天天參加彌撒，如今根本不去教會了。雖然有教宗的禁令，全球數以百萬計的女性仍選擇依循她們的良心，犯下吞服白色小藥丸的「罪」。

避孕藥並非源於大藥廠的科學實驗室，或銷售團隊的會議室。首先，瑞士酪農想要牛隻更快速懷孕，於是有了解剖學上的奇特發現。之後，獸醫教授發表他們的發現，促成黃體素衍生為抑制排卵的藥物。而特立獨行的化學家想出製作黃體素的簡單方法，只因這很有趣。兩個七十多歲的女性主義者，找上一位懷才不遇的生物學家，一同創造了口服避孕藥。一位虔誠、無可救藥的理想派天主教婦科醫師，同意進行第一場口服避孕藥的人體試驗。這生物學家與婦科醫師一同規避聯邦與州法律——以及醫學倫理——在波多黎各進行人體試驗，忽略副作用的明顯徵兆。而他們試圖說服藥廠生產口服避孕藥，但藥廠擔心遭到天主教徒抵制，直到藥廠偶然發現，女性早已自行使用這種藥物避孕。

簡單來說，這就是為什麼研發新藥很困難。想像一下你能否重複這個過程：「能不能依照發展避孕藥的過程，開發治療禿頭的藥物？」想成為成功的藥物獵人，需要天分、人格力量、毅力、運氣——如此可能還不夠。我們不應該忽視大藥廠在這過程中只會潑人冷水，沒有什麼助益。平克斯與桑格尋求藥廠協助，開發避孕藥之時，每一間藥廠都拒絕他們。這對藥物獵人不知流了多少血汗，完全仰賴己力，在完成可供FDA核可的人體臨床測試後，才有一家當初對他們並不友善的藥廠願意投資。

現代藥物的開發過程既不公平也不講理，卻大幅改善了無數女性的人生。這正是藥物搜尋的真正本質。

第十二章

神祕的抗精神病藥物

靠運氣發現的藥

「比起發燒或肺結核，生病的思想更能吞噬肉體。」

——法國作家居伊．德．莫泊桑（Guy de Maupassant），

出自短篇小說〈奧爾拉〉（*'Le Horla'*）

有一項基本事實，不免令藥物獵人耿耿於懷：在一開始時，人們對多數藥物的確切運作方式其實一無所知。新藥究竟如何在人體內完全產生作用，通常需要研究人員花數十年的時間解讀。在許多狀況下，即使歷經好幾世代的研究，我們仍不完全理解某種藥物如何發揮功效。比方說，到了二〇一六年，氣態吸收的手術麻醉劑（例如氟烷〔halothane〕）、莫達非尼（modafinil，一種猝睡症的藥物）與利魯唑（riluzole，肌萎縮性脊髓側索硬化症用藥）都是藥學上的謎團。對醫師來說，缺乏資訊可能令人不安。但是對藥物獵人來說，卻代表自由。

任何人只要多多留意，都有機會找到可能具備效用的化合物，並將之轉化為有效的藥物，即使不太了解生化機制也無妨。在植物時代，藥物獵人當然對於藥物運作一無所知。探索藥物完全得靠著試誤法。埃爾利希在二十世紀初提出受體理論之前，藥物的運作理論五花八門，有的會誤

導人（例如指出藥物會改變細胞的形狀），有的則是荒誕不經（例如深信要治療某種疾病，就要找形態與患病器官類似的植物）。話雖如此，有時即使是最無知的信念，也可能成為某種關鍵發現的催化劑。只要有任何前進的動機，就能激發藥物獵人在崎嶇道路上繼續探索。事實上，第一個驗證藥物確切療效的科學實驗，正是建立在錯誤的假設上。

自古以來，壞血病就是令人聞之色變的疾病。在西元前五世紀，希波克拉底已指出其症狀為牙齦與全身出血，最後死亡。但在古代，壞血病並不常見，因為以前的人航海距離不會非常遠。只是到了十五世紀初，歐洲人開始踏上遠洋航線時，壞血病就大爆發了。在長途航海中，就連健康強壯的水手身體也會突然垮掉。

部分歷史學家指稱，在十八世紀，英國艦隊死於壞血病的人數，比法國與西班牙部隊死於壞血病的人數總和還多。英國海軍准將安遜（George Anson）曾嘗試環行世界，卻未能成功。當時同行的牧師理查・沃特（Richard Walter）是官方紀錄者。安遜在一七四〇年九月十八日離開英國，共率領六艘戰艦與一千八百五十四名人員。這趟遠征於四年後返回時，僅有一百八十八名人員倖存。多數人員死於壞血病，沃特就曾在他的報告中記錄患者會出現潰瘍、呼吸困難、肢體裂開、皮膚發黑如墨、掉牙等症狀，最恐怖的是牙齦壞死，散發出令人作嘔的口臭。

壞血病似乎也會影響神經系統，關閉感覺抑制器，導致病患對於味道、氣味與聲音極為敏感。海岸的花朵香氣，可能讓病患痛苦哀號；槍枝發射的聲音更可能讓嚴重的病患一命嗚呼。此外，患者通常難以控制情緒，碰上小小的不如意就要哭喊，也會因為思鄉病而鬱鬱寡歡。

在十八世紀，沒有人知道壞血病的起因，根本無從預防或治療。醫學界猜想，壞血病是腐敗作用造成的疾病，因此最好以酸類來治療，例如芳香族硫酸酏劑，據信它可延緩人體腐爛的過程。由於不確定是否有效，一名蘇格蘭醫師決定加以測試。

一七四七年，詹姆斯・林德（James Lind, 1716~1794）獲派為英國皇家海軍海峽艦隊（Channel Fleet）薩里斯伯里號（Salisbury）的軍醫。這艘船出海兩週後，水手開始罹患壞血病。林德趁機做實驗。他的方法合理簡單：他把各種酸用到罹患壞血病的患者身上，並評估個別效果。林德把十二名生病的海軍分為六組，每組兩人，從今天的標準來看，這些組都非常小。所有病人都吃相同飲食，但是每一組船員以不同的酸治療。第一組是用一夸特（微酸）的蘋果酒、第二組是二十五滴芳香族硫酸酏劑（這是當時最高劑量）、第三組吃六匙（略酸）的醋，第四處吃兩個柳橙與一個檸檬（因為柑橘類水果是酸的）、第五組則吃香料醬與一杯大麥水（香料是壞血病的另一種常見治療法，因為一般相信其效果和酸相似）。第六組則是喝半品脫海水，這最後一組是安慰劑，也是臨床藥物實驗史上的第一個控制組。

六天之後，林德的水果用完了，只好結束第四組的實驗。但神奇的是，其中一名以柑橘類水果治療的水手已差不多可以執勤，另一名也近乎康復。其他水手完全沒有康復的跡象，只有以蘋果酒治療的那組稍微改善。今天我們對這結果能有更清楚的科學解釋。我們如今知道，壞血病的病因是飲食中缺乏維生素C，亦即合成膠原蛋白所不可或缺的化合物。膠原蛋白能讓結締組織（例如血管）具有強度、結構與彈性，若缺乏足夠的膠原蛋白，結締組織就會受損，產生壞血病的症狀，包括出血及舊傷口裂開。柑橘類水果含有大量的維生素C，蘋果酒則含有少量維生素C；但林德使用的其他治療方式都不含維生素C。由於蔬果在長途航海中無法保存，十八世紀水手的伙食多是醃肉與乾穀類——這種飲食缺乏維生素C。

維生素C一直要到一九三〇年代才被發現，距離林德開創性的實驗已有兩個世紀之久。因此林德在一七五三年發表《論壞血病》（*A treatise of the scurvy*），分享酸類評估結果時，並未引起多少人注意。雖然他指出，柑橘類水果和蘋果酒是壞血病的有效治療方式，卻不知道原因何在。如果不知道原因，多數醫師仍舊沿用自己熟悉（但無效）的酸來治療。但久了之後，許多軍官與外科醫師知道林德的看法正確，柑橘類水果確實能有效治療壞血病。愈來愈多船隻在長程航行中，提供水手柑橘類水果與果汁，也大幅減少了牙齦壞死的病例。終於，在一七九五年——距離林德研究已四十年——英國海軍正式將檸檬與萊姆當成標準配備。又過了十年，英國海軍的供應鏈才能提供足夠的柑橘類水果，給航行於世界各地的船隻。其中萊姆最為普遍，因為這是英國西印度群島殖民地的特產（和檸檬不同），也讓美洲人稱英國水手為「吃萊姆的」（limey）。

柑橘類水果中能預防壞血病的活性成分這麼難辨識，其中一項原因在於，科學家無法讓動物罹患壞血病。醫學界漸漸相信，只有人類會罹患壞血病。由於無法在動物身上進行壞血病的實驗，唯一能測試柑橘類水果化合物的方式，就是找因為壞血病而腐敗的人類——但誰會自願承受這種噁心、痛苦的疾病，何況可能根本缺乏有效的化合物可治療？因此，科學家無法理解柑橘類水果的作用，直到在一九〇七年，才有兩位挪威科學家碰上好運。

艾利克斯・霍斯特（Alex Holst, 1861~1931）與西奧多・弗羅利希（Theodor Frolich, 1870~1947）設法讓動物罹患腳氣病，如今我們已知，腳氣病的起因是缺乏維生素B_1。他們讓天竺鼠只吃穀類與麵粉，想使之罹患腳氣病，不料這些天竺鼠反倒罹患了壞血病。這實在是運氣極好，因為幾乎每一種哺乳類都能在體內自行合成維生素C，不需靠飲食補充。霍斯特與弗羅利希碰上除了人類之外，少數幾種無法自行於體內生成維生素C的物種。這兩位科學家明白，天竺鼠罹患了壞血病。於是有些團隊開始設法找出柑橘類水果中能預防壞血病的活性成分，而在一九三一年，科學家終於找出這關鍵的化合物——L－己糖醛酸（L-hexuronic acid）。後來，這種物質被重新命名為抗壞血酸（ascorbic acid，其中 a 代表「無」，scorbutus 代表「壞血病」）。科學家花了二十五年的時間，才知道抗壞血酸在膠原蛋白生成中所扮演的角色。因此，在林德找出有效的抗壞血病藥物之後，又過了兩個多世紀，醫界才理解維生素C的作用機轉。

如今最常冠上「神祕」藥物類別的，應該是抗精神病藥物（psychoactive），亦即精神疾病的用藥。在一九五〇年代以前，思覺失調、憂鬱或躁鬱症都無藥可醫，而多數精神醫學界成員認為，這些疾病不可能有藥可醫，因為多數人相信，精神疾病主要是源自於未能解決的童年經驗。這是佛洛伊德（Sigmund Freud, 1856~1939）的中心理念，他的精神疾病理論（稱為精神分析）在二十世紀初席捲全美。（怪的是，佛洛伊德派思想在歐洲幾乎銷聲匿跡，理由卻和在美國備受歡迎的理由一模一樣。早期精神分析者多為猶太人，佛洛伊德也不例外，而希特勒在德國掌權、納粹崛起之際，猶太精神分析者紛紛逃離歐洲，避居美國。精神分析的重鎮從奧地利維也納，變成美國紐約。這就好比教廷從梵蒂岡遷到紐約。）

到了一九四〇年，美國精神醫學界幾乎全由精神分析派掌權，他們不僅主導大學的學派與醫院，連美國精神醫學學會（American Psychiatric Association）也在他們的掌握之中。此外，精神分析師也推動了美國精神醫學本質上的深刻變化。在佛洛伊德派人士逃離納粹歐洲之前，美國精神醫學界的精神科醫師以「疏遠派」（alienist）為主流，因為這些精神科醫師在遠離人群聚集處的收容機構，照料嚴重的精神病患者。由於精神療養院遠離了良好的社會，因此精神科醫師也被稱為「alienist」。但佛洛伊德派將精神醫學帶入美國主流，堅稱每個人「多少都有精神病」，只要在精神分析師舒適的辦公室，透過放鬆的療法即可治療。佛洛伊德派把精神醫學從遙遠、孤立的機構，帶進市中心辦公室與郊區住家的舒適沙發上。

精神分析師認為，病人只能透過「對話治療」來治癒，包括以夢境、自由聯想與詮釋來探索童年經驗。他們相信，沒有任何化學物質可正向改變有精神疾病的人。因此，尋找精神藥物的藥物獵人毫無奧援。在整個一九五〇年代，沒有大藥廠有尋找精神用藥的計畫，沒有學界實驗室研究精神用藥。尋找證據、證明用藥可能改善精神病患生理狀態的主流醫院更是屈指可數。仍有些非佛洛伊德學派的疏遠派精神科醫師，在偏遠的精神療養院中處理病況嚴重的思覺失調與自殺病患，他們期盼某天能用藥物來治療病患，但整體醫學界多深信，精神病沒有像灑爾佛散或胰島素這樣的藥物可用。在這種絕望的反藥物環境下，唯一發展精神用藥的希望，就是錯誤假設與好運。然而錯誤假設與好運，向來是藥物搜尋能成功的關鍵要素。

亨利．拉伯里（Henri Laborit, 1914~1995）不是精神科醫師，對精神醫學了解也不多。他是法國海軍的外科醫師，二次大戰時在地中海中隊服役。戰爭期間，他開始尋找新的手術輔助藥物：他推測，若某種藥能讓病人休眠，則可望減少術後休克的風險。拉伯里循著這條思路，推定能降低病人體溫的任何藥物，都可能有助於人工休眠。

拉伯里在突尼西亞的法軍醫院工作時，同事給他一種新的抗組織胺化合物，據信可以降低體溫，這種化合物稱為氯普麻（chlorpromazine，又稱「氯丙嗪」）。他在手術的病人身上試用氯普麻，盼降低術後休克的嚴重性。但拉伯里注意到，在他有機會使用麻醉劑之前，病人的態度會產生戲劇性的心理變化。氯普麻讓他們不在乎即將進行的大手術，等手術完成依然不在乎。拉伯里寫下這份發現：「我請軍隊的精神科醫師，觀察我對幾個緊張、焦慮的地中海地區病人動手術。手術之後，他和我一樣，同意病人相當平靜放鬆。」

事實上，氯普麻並未促成人工休眠，對人體的體溫也沒多大的影響。不過，藥劑對病人產生了意料之外的心理影響，拉伯里對此留下了深刻印象。他開始思考，這化合物能不能減輕精神疾病。一九五一年，拉伯里回法國後，說服一位健康的精神科醫師靜脈注射一劑氯普麻，以描述這種藥物的主觀效果。這位被當成白老鼠的精神科醫師一開始說：「沒有值得一提的效果，只有一種無所謂的感覺。」之後，他突然昏倒（氯普麻有降高血壓的功用，會使血壓降低）。接下來，醫院的精神科主任禁止了氯普麻實驗。

拉伯里不氣餒，前往另一家醫院，試圖說服精神科醫師對病人使用這種藥物。醫師們拒絕了，這並不令人意外，畢竟多數精神科醫師認為，控制（而非治療）思覺失調症患者的唯一方式是使用強烈鎮靜劑——氯普麻不是鎮靜劑。最後，他終於說服一名精神科醫師，測試這會覺得「無所謂」的藥物。

一九五二年一月十九日，這位精神科醫師靜脈注射氯普麻到病人雅克（Jacques L.）身上。雅克是一位二十四歲的精神病患，非常躁動，有暴力傾向。在注射之後，雅克很快鎮定下來，平靜了數個小時。之後，奇蹟發生了。在每天接受氯普麻注射的三週之後，雅克可正常活動。他甚至能毫無中斷地玩一整局的橋牌——這是過去根本難以想像的。他恢復得很好，醫師覺得驚訝，讓他出院。精神科醫師們目擊了醫學年鑑上前所未見的事：這種藥物完全消除精神病的症狀，讓過去無法控制的暴力病患回歸社群生活。

一九五二年，法國藥廠羅納普朗克（Rhône-Poulenc）公開推出氯普麻，商品名稱為 Largactil。隔年，美國史克藥廠（Smith, Kline, and French）則以 Thorazine 為商品名來銷售氯普麻，結果一塌糊塗。沒有醫師開這處方，因為多數精神科醫師並不認為藥物能治療精神疾病，連理論上都不可能。美國精神科醫師鄙視氯普麻，認為那隱藏了病人童年的病因，而不是加以治療，有些知名的精神科醫師還嘲弄拉伯里的藥物為「精神病阿斯匹靈」。

史克藥廠訝異極了。他們銷售的可是第一種能確實治療精神病症狀的神奇藥物，但精神科醫師卻不捧場。終於，藥廠想出解決方案。史克藥廠不再設法說服精神科醫師開藥，而是把目標鎖定在州政府，主張公辦精神療養院使用氯普麻，就能讓病人出院，不必永遠收留他們，如此可大幅降低成本，減少政府支出。幾家比較關心盈餘、不願討論深奧精神病哲學的州立精神病患收容機構嘗試了氯普麻。結果正如史克藥廠所稱，除了最病入膏肓的患者之外，其餘患者病情皆出現大幅改善。許多人可以出院，回歸社會。

史克藥廠的營收在接下來十五年翻漲八倍。到一九六四年，在全球有超過五千萬人使用氯普麻，這成為思覺失調患者的第一線用藥。過去患者只能迷失在宛若地牢的公共療養院，如今竟能過著充實的人生。氯普麻的成功，也代表精神分析與佛洛伊德主宰美國精神醫學界的情況即將畫下句點。若可以吞個藥丸，看著症狀消失，又何必年復一年，每個星期坐在精神科醫師的沙發上聊你母親呢？

如今我們所使用的抗精神病藥物（antipsychotic，多用在治療思覺失調），包括奧氮平（olanzapine，商品名「津普速」〔Zyprexa〕）、理思必妥（risperidone，商品名「理思必妥」〔Risperdal〕）、氯氮平（clozapine，商品名「可致律」〔Clozaril〕）都是氯普麻的不同化學版本。氯普麻的臨床應用超過六十年，科學界基本上無法找出更好的方式。然而，氯普麻究竟如何減緩思覺失調的症狀，目前仍不明朗。不過，這並未阻止每家藥廠嘗試仿製氯普麻。

其他藥廠想和羅納普朗克與史克藥廠一樣，找出世界第一種抗精神病的暢銷藥，因此各自集結團隊，合成氯普麻化合物。其中一個很有希望的模仿者是瑞士藥廠嘉基（Geigy），亦即諾華藥廠的前身。嘉基的高層主管找上羅蘭・庫恩（Roland Kuhn, 1912~2005），他是一位瑞士精神科教授，對於尋找新的精神病藥物有著強烈興趣。嘉基給予他類似氯普麻的化合物（公司標示為

G 22150），請他在精神病患身上試用。結果這種藥物會產生極難以忍受的副作用，不適合用來治療。因此在一九五四年，庫恩請嘉基公司提供新的化合物。

庫恩和嘉基的藥理學主管相約在蘇黎世的一間飯店會面，這時庫恩看見一張很大的圖表，上面有四十個手繪的化學結構。嘉基公司的主管請庫恩選其中一個。庫恩指向其中一種看起來最類似氯普麻的化合物（編號為G 22355），結果這宛如命運的安排，將使事情有所改變。

庫恩回到醫院後，將G 22355給幾十名精神病患使用，卻發現沒什麼動靜，當然也不像氯普麻那樣能明顯減輕症狀。庫恩原本可能會請嘉基改提供另一種化合物，但他決定嘗試其他做法。庫恩在未告知嘉基的情況下，讓其他憂鬱症患者服用G 22355。

前文提過，第一種抗精神病藥物是幾年前才剛發現，且不是源自於大藥廠的研究計畫，而是一名在突尼西亞的外科醫師設法降低術後休克時使用的。如今，一名瑞士精神科醫師決定忽略他受託的任務，尋找新的抗精神病藥，反倒決定把失敗的抗精神病藥，應用在憂鬱症患者上。為什麼？因為他必須醫治的憂鬱症患者，人數遠超過思覺失調的患者。

打從久遠以前的前科學時代，早期精神醫學就把瘋狂與憂鬱視為兩種不同情況。瘋狂似乎是因為認知能力出問題，憂鬱症則是情緒出問題。沒有任何醫療或藥學的理由，讓人想到降低精神病患幻覺的化合物種類，可提升憂鬱患者的喜悅感。多數精神科醫師相信，精神錯亂與抑鬱都是情感衝突所造成。但是庫恩私下卻對憂鬱症有不同看法。

庫恩不接受精神分析派的標準看法，不認為憂鬱症是對父母的憤怒受到壓抑。因此，庫恩不採用精神分析的治療方式，而是深信憂鬱是源於某種生物性的腦部失調。既然沒有人知道氯普麻究竟如何產生作用，何不嘗試將氯普麻的仿造品用在憂鬱症患者身上，看看會如何？

於是，庫恩把G 22355用在三位重鬱者身上。他等了幾個小時就去查看病人，結果沒有動靜。他隔天早上又去查看病人，依然毫無動靜。氯普麻通常在投藥後的幾個小時，甚至幾分鐘內就會產生顯著改善，因此庫恩若放棄測試似乎很合理。但他繼續讓這三名病患使用G 22355，原因為何，恐怕只有庫恩自己知道。終於在一九五六年的一月十八日早上，也就是使用這療法後六天，一位稱為寶拉（Paula I.）的女病患告訴護士，她的憂鬱症顯然治好了。

庫恩滿心歡喜地聯絡嘉基公司，宣布G 22355「對憂鬱症有明顯效果。病況明顯改善，病患覺得不那麼疲倦，沉重感受減少，阻力不那麼明顯，情緒好轉」。換言之，庫恩端上銀盤給嘉基，上面放的可能是世上第一個抗憂鬱劑。嘉基的主管是不是開香檳慶祝呢？不。他們壓根兒不在乎憂鬱症。他們想要的是能與氯普麻分庭抗禮的抗精神病藥物。他們要求庫恩停止測試G 22355，並把這化合物交給另一名醫師，明白要求對方只用在精神病患上。

庫恩設法將他的發現傳達給其他科學家知道。一九五七年九月，庫恩受邀到第二屆全球精神醫學大會（World Congress of Psychiatry）上演說，發表關於G 22355對憂鬱症患者的效果。在場的聽眾僅區區十幾人，且無人提問。與會的美國精神科醫師法蘭克・艾德（Frank Ayd）是虔誠天主教徒，他後來說：「庫恩的話就像當年的耶穌一樣，有權威地位的人根本不理不睬。不知當時在場的人士明不明白，我們聽到的藥物將對情緒失調的治療帶來革命性變化。」

看來G 22355就要被扔進歷史的垃圾桶了。但是，嘉基公司一名深具影響力的股東羅伯・百靈佳（Robert Boehringer, 1884~1974）恰好詢問昆恩，能不能看看罹患憂鬱症的妻子。庫恩立刻推薦G 22355，於是百靈佳太太康復了。百靈佳看見妻子有明顯的改善，遂遊說嘉基公司銷售這藥品。一九五八年，嘉基終於開始販售G 22355，取名為伊米胺（imipramine）。

不久後，諸多抗憂鬱劑問世，而伊米胺正是這些藥物的原型藥。時至今日，每一種知名的抗憂鬱藥的基本機轉仍與伊米胺一樣，都是影響神經傳導物質「血清素」。就連百憂解（Prozac）也是伊米胺的改版。雖然我們仍不明白抗精神病或抗憂鬱藥如何改善患者病情，但我們對於其生理機轉已有基本的認知。氯普麻與伊米胺就像亂槍打鳥，而不是瞄準單一精確目標的狙擊槍。氯普麻至少會啟動十幾種不同的神經受體，多數和思覺失調症無關。根據推測，氯普麻能對抗思覺失調，是因為阻斷了兩三種多巴胺受體。但若只是如此，這藥物會產生難以忍受的副作用，包括嚴重的不自主動作，也就是運動困難（dyskinesia）。不過氯普麻與許多衍生的抗思覺失調用藥，也會阻斷血清素受體，恰好減輕多巴胺受體被阻斷時所造成的運動困難。這種奇特的交互作用，讓氯普麻藥物能治療思覺失調，同時不產生令人難以忍受的副作用。

伊米胺也會命中腦部許多不同的受體，其中多數和憂鬱症無關，還有幾種會造成不良副作用。但伊米胺（以及每一種已知的抗憂鬱劑）的其中一個目標，就是血清素再吸收幫浦（serotonin reuptake pump）。血清素再吸收幫浦可控制神經突觸中血清素神經傳導物的量。（百憂解與類似藥就是「選擇性血清回收抑制劑」（SSRI）。）為什麼增加大腦的血清素可以降低憂鬱？至今仍不得而知。

為什麼兩種化學上很類似的化合物，會分別對很不同的精神失調症狀有明顯療效？神經傳導物的類別很多，包括腎上腺素（epinephrine）、去甲腎上腺素（norepinephrine）與多巴胺，這些物質稱為生物胺（biogenic amine），因為它們都有一種特殊的化學結構「乙胺」（ethylamine）。這表示含有乙胺次結構的其他分子（即使是並非人體自然生成的合成分子），都有很高的機率會對大腦產生某種效果，或是同時啟動不同區域，產生多重效果。這些可啟動身體多重目標的特殊化學結構（例如乙胺），即是科學家所稱的「優勢結構」。

氯普麻與伊米胺都有乙胺結構，因此對腦部的神經受體有很廣泛多元的效果。拉伯里與庫恩靠著純然的意外，獲得能引發腦部多種變化的藥物，而且很幸運，這些變化是利大於弊。

古老諺語說：「好運比聰明重要。」藥物獵人若能兼具好運與聰明，成功機率就最大——拉伯里與庫恩正是如此。

結論

藥物獵人的未來

是雪佛蘭Volt還是迪士尼電影《獨行俠》？

「成功的藥物搜尋，需仰賴四個G：Geld（金錢）、Geduld（耐心）、Geschick（創新）以及Glück（運氣）。」

——德國化學家保羅．埃爾利希，一九〇〇年

二〇〇二年秋天，通用汽車（General Motors）發現公司身陷危機。這家公司曾預測，油電混合車恐怕無法吸引大眾——畢竟消費者喜歡通用汽車耗油的休旅車，因此公司缺乏投資電動車的動機。但之後市場上卻出現一枚震撼彈。豐田（Toyota）推出Prius（陸稱「普銳斯」），這款油電混合車上市便引起轟動，銷售一飛沖天，使豐田穩坐油電混合車的霸主地位。通用汽車突然發現，未來和他們所預期的不一樣，他們根本沒有做好準備。

無論如何，就像電腦、廚房家電與通信等多數仰賴工程技術或科學新突破的產業一樣，在汽車產業中，只要公司有足夠的動機，通常有機會迎頭趕上市場領導者，或至少得到一定的市占率。通用汽車要做的，就是設計自家的油電混合車。

於是通用汽車找來最聰明的科學家與工程師，要求他們打造出一輛能符合以下設計目標的汽車：首先，要能靠汽油橫貫整個美國；第二，完全不用汽油，即可開車通勤上班。我們先停下來想一想：豐田早在十年前就已著手開發Prius。同時，通用汽車必須從頭開始打造電動車。雖然沒有人期待通用能打造出和Prius一樣受歡迎的車，但業界人士或一般消費者都不懷疑通用汽車能做得出某種油電混合車。再怎麼說，這間公司有訓練有素的科學家與工程師，他們都精通目標所需的技術、知識。公司員工的能力範圍涵蓋電池技術、電動馬達、內燃機、底盤工程與汽車設計。他們知道不同零件的生產技術，也知道材料的成本。

通用汽車耗時八年，終於推出油電混合車雪佛蘭Volt（Chevy Volt，中文名稱為「伏特」，但車款常不採中文名，且容易與「福特」混淆，因此保留原文）。這款車能滿足當初的兩個設計目標，固然算是成功之舉，卻稱不上令人瞠目結舌。畢竟通用汽車身為全球最大的車廠，知道如何設計車子是理所當然的吧？

後來，Volt車款的銷售表現並不特別好，也沒能蠶食Prius的銷售。只是從工程角度來看，銷售根本不是重點。Volt完成了當初的目標。通用汽車從提出一個模糊的設計概念（我們也來做一款油電混合車！），到想法落實、做出產品，總共只花了很短的時間。現在，我們來看看這與好萊塢電影的製作過程差異多麼大。

二〇〇七年，迪士尼導演與製片人傑瑞．布洛克海默（Jerry Bruckheimer）靠著《神鬼奇航》（*Pirates of the Caribbean*）三部系列電影，獲得了巨大成功，每一部在全球都十分賣座。他們自認為已知道如何拍出賣座電影，因此布洛克海默買了新電影的權利，依照相同的設計法則來拍片——換言之，由《神鬼奇航》幕後的劇作團隊，寫個超自然的動作喜劇劇本、砸下鉅資做特效、加點浪漫愛情、美好結局、找強尼・戴普（Johnny Depp）飾演舉止誇張的主角。迪士尼同意這是賣座片的正確元素，遂出資拍片。不過，即使製片人乖乖遵守商業電影的公式，最後卻無法滿足基本目標：讓觀眾捧腹大笑、拍案叫絕，真心感到刺激。相反地，他們按照公式拍的這部《獨行俠》（*Lone Ranger*），成為過去十年票房最差的電影之一。

和Volt不同的是，迪士尼電影根本無法依循公式。這是因為，雖然好萊塢電影有某種成功藍圖，但拍電影終究是藝術過程，需要神來一筆的創意，以及大量從錯誤中學習的機會。想預測某腳本會不會成為賣座電影，無非緣木求魚。

這和我們最後所提出的問題有關。我們要用這問題為本書做個總結：開發新藥的過程比較像設計Volt電動車，還是像拍出一部《獨行俠》？換句話說，藥物搜尋是比較像科學工程，還是藝術創作？科學製藥產業建立了一個半世紀以來，答案昭然若揭。無論是抗生素、β受體阻斷劑、精神病藥、史塔汀（statins，降血脂用藥）、抗真菌藥物與消炎藥，開發新藥比較像設法創造下一部《復仇者聯盟》（*Avengers*），而不是開發新車，也不是新手機、吸塵器及衛星。

我們在直覺上認為，諸如胰島素、百憂解或避孕藥等重要藥物，是科學工程的理性創造，類似設計Volt電動車。大藥廠主管會找出某種特殊藥物的市場需求，集結一流的科學家團隊，交給他們一連串目標，給他們一大筆錢，就可以等他們交出理想的藥物。其實這只是製藥公司開發學名藥或類似藥物時的工作流程。舉例來說，正如通用汽車羨慕Pruis亮眼的銷售成績，禮來看見威而鋼驚人的銷售表現，也想分一杯羹，於是找來藥物開發團隊，設計自家的勃起功能障礙用藥。結果他們做出犀利士（Cialis），在男性勃起市場上得到還不錯的市占率。但犀利士不是Volt那種原創之作，而是個仿冒品，比較像林肯領航員（Lincoln Navigator）車款和福特征服者車款（Ford Expedition）之間的關係，是同款不同品牌（badge-engineered）的仿造品。犀利士和威而鋼是對相同的生理機轉起作用（阻斷PDE5酵素）。禮來沒有設法找出勃起功能障礙的治療方式，或避開威而鋼現有的副作用（例如臉紅、頭痛、消化不良、鼻塞與視力損害。）禮來的科學家只是複製輝瑞的藥，但找到方法調整化合物分子，以免觸犯輝瑞的專利，並微調藥效，並藉此做差異化行銷（犀利士的效果比威而鋼持久）。犀利士並非工程上的突破，而是威而鋼二．〇——其實是威而鋼一．一。

開發改變世界的藥物，過程通常不像通用汽車設計雪佛蘭Volt、賈伯斯發明iPhone，或多數革新的消費產品那樣。賈伯斯可以告訴工程團隊：「去做一種新電腦，它要是扁扁的平板電腦，還有使用蘋果軟體的觸控式螢幕。」接著就預期工程師能做出來。（能不能暢銷完全是另一回事；重點在於，他能有信心在合理的時間架構下創造出來，並產生預設的效果。）不過，迪士尼告訴團隊「去拍一部能讓觀眾捧腹大笑、哭泣與歡呼的電影」時，未必有把握。同樣地，製藥公司永遠無法確信他們拿到的藥能符合當初期待。

這理由雖然簡單，也相當深奧：目前沒有明確的科學定理、工程原理或數學公式，可以引導懷抱理想的藥物獵人將想法落實為產品。雖然藥物搜尋進步不少，它更有效率——這些進展來自於受體理論、理性設計、重組DNA工程、藥物代謝動力學測試（用來評估身體從攝取到排除的藥物處理過程）、基因轉殖動物疾病模式（用基因工程讓動物的DNA模仿部分人類疾病，再讓動物代替人類來進行藥物測試）、高速藥物篩選（high-throughput screening，能快速評估數千種化合物）與組合化學（運用單一過程，產生成千上萬甚至百萬種不同的化學化合物，用以測試）等。這些進展較像IMAX放映機、環繞音響以及更卓越的電腦生成動畫，而不是工程的藍圖。

拍攝電影和藥物搜尋相比之下，還有另一個相似點。好萊塢專業人士所冒的風險很大。如果電影賣座，你會名利雙收，甚至形塑新文化。但如果電影票房慘淡，你可能破產、惡名昭彰、一蹶不振，以後或許也不容易找人支持你拍片。如果你想在好萊塢闖出一片天，你必須勇敢、極為樂觀，而且記憶不必太好，才能忘懷過去的挫折。當然，或許有人說你必須夠瘋狂或夠愚蠢，才能在好萊塢生存。多數我遇過的藥物獵人勇敢又樂觀，也有些人可說是瘋狂又愚蠢。介於極端之間的人其實不多。

研究新藥的科學家免不了接觸到各種危險，有的危機顯而易見，有的卻是潛伏未知。科達斯在野外搜尋新的植物性藥物時，便染病身故。辛普森為了尋找乙醚替代品，吸入各種揮發性有機物質，許多都含有毒性。我也親自試驗過藥物，期盼能更快為病患找到有用的藥物，卻讓自己拉肚子。更嚴重的是，在二〇一六年，法國測試一種止痛藥時，導致一名受試者死亡，五名受試者嚴重受傷。雖然藥物科學家似乎已經竭盡所能，避免自己受傷，但仍會面對訴訟，未來也可能無法再工作——受試者死亡的陰影，將一生揮之不去。

但真正了不起的是，人類確實已創造出許多重要藥物。我們能夠治療許多重大傷病，也能有效治療尿布疹、頭痛、腹瀉與香港腳等林林總總的疑難雜症——即使藥物探索過程非常隨機，與其說是仰賴理性設計，更憑個人本事。在這個世界上，我們可預期多數病症都能找到解藥。若藥物獵人較像是製片者而不是汽車工程師，該如何解釋這種反直覺的成就？

從錯誤中學習的試誤過程，重點在於持續嘗試、願意犯錯，最後終能找到某種有功用的東西。想拍出下一部《星際大戰》（*Star Wars*）的藥物獵人愈多，就愈可能有人成為藥理學界的J. J.亞柏拉罕（**J. J. Abrams**，一九五五年出生的美國知名導演，執導《星際大戰七》）。

然而，研發新藥的困難仍高，也是醫藥成本高居不下的一大因素。製藥界的研發成本比其他科技產業（例如汽車、電腦、消費性電子商品）要高得多。其中一個原因是，大藥廠投入諸多努力開發新藥，有時甚至砸下數十億美元，最後仍徒勞無功。另一個原因在於，要能符合FDA確保安全用藥的嚴格龐雜法規，成本相當高昂。不僅如此，由於專利法限制與藥物開發過程相當漫長，藥物獨家銷售期（通常為十年或更少）顯得很短，因此必須在有限時間內盡量取得潛在獲利。雖然FDA法規有顯著影響，加上專利保障期偏短，但藥廠若能和汽車或消費性電子商品一樣，能夠明確與穩定的生產，藥物的價格無疑會大幅下降。問題是，大藥廠必須讓少數成功的藥物保持高價，才能涵蓋無數失敗藥物的成本。

開發新藥的成本飆漲會形成財務阻力，讓藥廠無法專注於生產有療效的藥物。為什麼？因為任何能一勞永逸解決身體狀況的用藥，都不需要一再購買，因而大幅降低其潛在利潤。比方說，抗生素的經濟效益就對大藥廠很不利，因為病人只要使用單一療程就會改善健康，而且醫師通常不喜歡釋出新的抗生素。從財務方面來看，疫苗更不利於藥廠，因為（基本上）一個人一生只打一次。不僅如此，競爭者要生產疫苗的門檻相對較低。疫苗通常是公共衛生用藥，往往是跟政府合作開發，商業利潤又更低。抗真菌藥物——治療真菌引起的疾病——同樣也和抗生素一樣獲利有限，而且真菌性感染的患者遠低於細菌性感染。諸如克流感（Tamiflu）等抗病毒藥物通常也有這種不利的經濟因素，其他感染性疾病的藥物都是如此。不過ＨＩＶ的抗病毒用藥卻是能讓大藥廠賺錢的例外，因為愛滋病患通常終其一生，需要天天採用雞尾酒療法，使用多種抗ＨＩＶ用藥。

這並不表示，缺乏能力、短期獲利優先於長期目標，或者赤裸裸的貪婪（和經濟不利因素不同）對於藥物價格高昂或是妨礙有效藥品上市等風險就沒有影響。每個領域都見得到人性弱點，大藥廠的高層也不例外。但製藥產業的核心也和好萊塢一樣，必須面臨深刻且無可救藥的不確定性。但另一方面，就是有少數的大型電影公司能突破重重困難，源源不絕推出優質作品，持續取悅觀眾。目前他們可說是絕無僅有。這類公司難能可貴，並持續交出了好成績，因為他們給予劇作家與導演無與倫比的創作自由，製片人也不太干涉。若大藥廠願意讓科學家創意發想，或許我們就能看見藥廠推出自己的《玩具總動員》（*Toy Story*）、《瓦力》（*Wall-E*）以及《超人特攻隊》（*The Incredibles*）。

也就是改變世界的辯白之藥。

附錄 1　藥物類別

神經藥理用藥	自主神經系統用藥 • 抗蕈菌鹼類藥物 • 膽鹼酯酶抑制劑 • 腎上腺素性藥物 血清素藥物 多巴胺藥物 抗精神病藥物 抗憂鬱劑 抗焦慮劑 安眠藥與鎮靜劑 鴉片類藥物 全身麻醉藥 抗癲癇藥 神經退化性疾病用藥
心血管用藥	利尿劑 ACE 抑制劑 β 受體阻斷劑與其他降血壓藥 毛地黃與抗心律不整用藥 抗凝血劑 降血脂用藥
發炎與免疫系統	抗組織胺與相關用藥 阿斯匹靈類藥物與相關藥物 免疫抑制劑 氣喘藥
荷爾蒙藥物	甲狀腺藥物 雌激素與黃體製劑 雄激素藥物 腎上腺皮質素藥 胰島素與其他糖尿病用藥 成骨與骨質流失用藥

胃腸道藥物	胃食道逆流與潰瘍用藥
	腸蠕動用藥
抗感染用藥	瘧疾用藥
	原蟲感染用藥
	蠕蟲用藥
	磺胺類藥物
	盤尼西林
	鏈黴素類藥物
	喹諾酮類與相關用藥
	其他抗菌用藥
	結核病與痲瘋用藥
	抗病毒與愛滋病用藥
癌症用藥	細胞毒性藥物
	癌症標靶藥物
生殖系統藥物	避孕藥
	婦產科藥物
	勃起功能障礙藥物
眼用藥	
皮膚用藥	

附錄 2　藥品及疾病知識補充

引言：尋找巴別塔藥學圖書館

十九頁／當時醫師用乙醚當作手術麻醉劑：一八四六年十月十六日，莫頓在麻州總醫院首度讓病人暫時進入無意識狀態，以利進行手術。他所使用的藥物是乙醚。如今，若某家藥廠得到FDA的許可，要開始生產某種新藥時，競爭對手也會馬上展開研究計畫，要來尋找類似藥物。這種藥物通常稱為仿製藥。工業時代的第一種仿製藥，或許是氯仿。

再舉個較新近的例子。施貴寶研發出治療高血壓的新藥卡托普利後不久，默克也開始發展抗高血壓仿製藥，亦即後來的伊那拉普利（enalopril）。同樣地，一九八七年禮來的百憂解獲得FDA核准，輝瑞很快跟著推出抗憂鬱仿製藥「樂復得」（Zoloft），而葛蘭素史克的仿製藥「克憂果」（Paxil）也獲准上市。

第一章　連穴居人也會的試藥任務：不可思議的藥物起源

二十八頁／若把酒精歸類為飲料：把酒精歸類為飲料而非藥品，有很適當的理由。考古學家發現石器時代就有啤酒杯，說明早在西元前一萬年，人類就懂得製作發酵飲料。有些歷史學家還主張，在麵包成為主要糧食之前，人類可能是以啤酒為主食。酒精飲料在古埃及非常重要，而啤酒（通常是私釀酒）也被當成生活必需品。不過，酒精也是藥物、獻給神的供品；它亦為葬禮的重要元素，亡者的墳墓中常存放酒精飲料，以供來世使用。埃及神祇俄西里斯（Osiris）被當成是啤酒發明者，也恰好展現出啤酒的神聖特質。

不過在人類歷史上，大部分都把酒視為一種萬靈丹。烈酒因經過蒸餾，酒精含量更高，常用來當作藥物。許多烈酒的名稱正好反映古人對其療效的信心。例如威士忌（Whiskey）是源自蓋爾語的「usquebaugh」，意為「生命之水」，也是法文「eau de vie」之意——這是法國人為未在桶中陳年的蒸餾烈酒所取的名稱。據說病人喝了這類烈酒就會浮躁、顯得有活動力，因此人們認為這種酒可以讓病人恢復生氣。（如今你可以自己在家試試看，做個實驗吧。）

我們如今知道，乙醇（ethyl alcohol，發酵飲料中的酒精成分）的作用是刺激GABA$_A$受體（γ-氨基丁酸A型受體〔γ-aminobutyric acid〕）。這是大腦中主要的神經抑制受體，若刺激這受體，會導致神經活動減少，產生鎮靜的現象。苯二氮平類藥物常當成是鎮定劑（包括利彼鎮〔Librium〕與煩寧〔Valium〕），鎖定的也是同一類受體。苯二氮平類藥物的常見用途是治療失眠。我記得我祖母偶爾為了治療失眠，會在睡前喝點烈酒。苯二氮平類藥物另一種常見用途，就是治療焦慮症狀。

總之，這說明若把酒精當成藥物，實在效果有限，無法區隔理想的療效與不良副作用。苯二氮平類藥物在治療焦慮症時有效得多，因其較能集中目標，發揮效果。

二十八頁／鴉片是罌粟的活性成分：古代意外發現的藥物中，有些仍符合現代的治療用藥標準，本章提到的鴉片就是一例。但還有其他例子，比如麥角（Ergot）。麥角鹼與其他相關的化合物，是由麥角菌屬（*Claviceps*）的麥角菌所產生的。這是種會感染穀類植物的病原體，最常受到感染的是黑麥。麥角菌在這種植物上滋生，會產生麥角鹼及其他有毒化合物。在古代，若吃下被麥角菌感染的黑麥，就會攝取到和麥角有關的化合物。如今，我們會把這種化合物稱為「髒藥」（dirty drug，指專一性不佳），會同時對身體的多個目標起作用。因此，吃下麥角之後所產生的症狀相當多樣而複雜。

其中一類症狀是痙攣，包括抽搐、噁心與嘔吐。第二類麥角中毒的症狀是出現幻覺。從化學上來看，麥角鹼與迷幻藥LSD（麥角二乙醯胺）非常接近。最後，麥角中毒會導致壞疽。麥角鹼是很強的血管收縮劑，表示會讓血管變窄。這會減少身體的血液供應，身體的邊緣區域首當其衝，例如手腳及指頭。四肢末端一開始會覺得刺刺麻麻，像「被針刺」。假如你讓身體某個部分維持不自然的姿勢，一段時間之後這個部分就會「睡著」。通常遇到這情況時，只要動動手腳，恢復血液流動，就能讓麻木感消失。但若是麥角中毒造成的可就沒用了。你會感覺到身體有針在刺，那個部分會很快開始脫皮。最後，你的肢體會腫脹發黑，最後壞死，永遠「長眠」。

歷史上不時就會出現麥角中毒的例子。麥角瘟疫出現的原因難以解釋，之後又會突然消失；它會造成幻覺、腳趾與手指壞死，不免讓人覺得是中邪或天譴。最早的麥角中毒描述，出現在八五七年的《桑騰編年史》（*Annales Xantenses*）：「腫脹的水泡之瘟折磨著人，會出現惱人的腐爛情況，肢體會掉落，之後死亡。」在中世紀，麥角中毒被稱為「聖安東尼之火」（Saint Anthony's Fire），這名稱是因為聖安東尼會的僧侶發現了治療方式。無知的中世紀僧侶究竟怎麼醫治病患呢？透過禱告與苦修，不騙你。麥角中毒的人會前往修道院祈禱、苦修，祈求上帝發慈悲。不過，中世紀僧院不種植黑麥，而是種植小麥與大麥。只要患者留在僧院，就不會吃到受污染的黑麥，症狀因而消退。當然，悔罪者康復之後回家，吃到不好的黑麥，又會導致症狀復發。僧侶會解釋，聖安東尼之火會重現，是因為基督教徒又故態復萌，回到鬆懈、不道德的生活，於是再次激怒上帝。回到僧院過虔誠的生活，就能彌補一切，無論道德或是身體都是。

另一種目前仍在使用的藥物是毛地黃，這是許多心臟病患者的藥物。在原始社會中，會把含有毛地黃化合物的植物萃取物當成箭上的毒藥。《埃伯爾斯莎草紙卷》（*Ebers Papyrus*）算是最早提到毛地黃藥物的文獻。這是西元前一五五〇年左右寫下的記載，內容為埃及的藥草知識，這表示在三千五百年前，埃及人就會使用毛地黃植物萃取物入藥。西元一二五〇年，威爾斯醫師的醫師著作中也提過毛地黃。一五四二年，德國學者福席爾斯（**Fuchsius**）記錄了毛地黃這種植物，並依據其外觀，將之取名為「*Digitalis purpea*」，因為毛地黃是紫色的，形狀像是人類手指。

一七八五年，威廉・威特林醫師（**William Withering**）在《毛地黃與藥用說明：治療水氣與其他疾病的實際情況》（*An Account of the Foxglove and Some of Its Medical Uses: with Practical Remarks on Dropsy and Other Diseases*）中，對此有完整的描述。威特林提到他在出版這本書的

十年前，如何開始使用毛地黃：

一七七五年，有戶人家收到治療水氣的藥方，並詢問我的意見。他們告訴我，這是施洛普郡（Shropshire）一名老婦人長久以來不外傳的祕方。多人求助於一般醫師卻無效之後，便會找她幫助。我得知，此療法會產生激烈嘔吐與排便等後果，導致利尿效果遭受忽略。此藥方有二十種以上不同藥草：但明眼人不難發現，真正有用的藥草絕對是毛地黃。

「水氣」（Dropsy）是古老用詞，指的是體內水分累積過多，造成軟組織浮腫，如今稱為水腫，是心臟衰竭病患很常見的症狀。威特林醫生是植物學專家，認出施洛普郡的婦人所推銷的複雜藥方中，有效成分可能是毛地黃。即使如此，威特林也沒察覺到，毛地黃的主要功效跟心臟有關，雖然他確實知道毛地黃對心臟有影響：

毛地黃甚能調整心臟運動，其他藥物無法比擬。此特色可能促成良好結果。

雖然威特林清楚說明毛地黃的優點與不良副作用，但在整個十九世紀，毛地黃的用途包羅萬象，且通常劑量很高，會對人體產生毒性。在二十世紀初期，毛地黃專用來治療心臟顫動（亦即心跳快速、不規律），到了二十世紀中期，醫界終於明白，毛地黃的價值在於治療鬱血性心衰竭。有了毛地黃素，受損的心肌能較有效運作，在心臟衰竭後會恢復得比較好。為達到此效果，毛地黃的使用劑量必須相當精準，稍微過量都可能導致病況惡化，而非改善。

最後一種從古代沿用至今的藥物，是治療痛風的秋水仙素（colchicine）。痛風是很疼痛的發炎疾病，原因是關節的尿酸結晶累積，最常見於大拇趾關節。關於痛風的最早紀錄，是在西元前二六〇〇年的古埃及，文中將之描述為一種大腳趾的關節炎。它常稱作「富貴病」，因為痛風與飲用酒精、含糖飲料、吃肉與海鮮的關聯很深，悉數是過去富貴人家才吃得起的食物。一六八三年，英國醫生湯瑪斯．西登漢（Thomas Sydenham）曾寫下一段關於痛風的描述，算是較早期對痛風的紀錄：

> 痛風病患通常若不是老人，就是年輕時過於耗損、未老先衰的男人——他們習於放蕩，往往太早與過度縱慾，耽溺於令人筋疲力盡的激情。患者上床睡覺時尚稱健康，但在凌晨兩點會因為大腳趾劇痛而醒，少數病患為腳跟、腳踝或腳背疼痛。這疼痛猶如脫臼，又似冷水潑。接下來患者會發冷顫抖，又稍微發燒……鎮夜飽受折騰，難以失眠，不斷翻轉發疼之處，關節持續疼痛，因此病患不斷更換姿勢。陣痛發作時更加難以忍受。

現代痛風療法旨在減少致疼痛的尿酸結晶。痛風是發炎疾病，因此布洛芬之類的消炎藥，通常能有效舒緩症狀。秋水仙素是萃取自秋水仙（*Colchicum automnale*）的種子與塊根，這種花也稱為秋藏紅花或草原番紅花。《埃伯爾斯莎草紙卷》曾推薦秋水仙藥方，用以治療關節炎與腫脹，而希臘醫生特拉爾斯的亞歷山大（Alexander of Tralles）在西元五世紀時中期，也指出秋水仙素可用來治療痛風。班傑明・富蘭克林（Benjamin Franklin）就有痛風的問題，據說就是他將秋水仙素引進美國殖民地。有趣的是，由於秋水仙素的臨床歷史甚為悠久，竟沒有人想到要請ＦＤＡ核准，做為獨立的痛風用藥。ＦＤＡ直到二〇〇九年才核准，此時秋水仙素的臨床歷史已有三千五百年。

二十九頁／杜佛氏散：一七〇九年，杜佛在遠征途中，於智利外海的胡安・費爾南德斯群島（Juan Fernandez archipelago）中一座荒島登陸，並發現來自蘇格蘭拉哥（Largo）的亞歷山大・塞爾科克。塞爾科克為了躲避在教堂「行為不檢」的審訊，於一七〇三年逃到海上。塞爾科克在英格蘭搭武裝民船「五港同盟號」（*Cinque Ports*）出海，但一七〇四年，船隻是否適航引起爭議，於是他決定棄船，留在遙遠島嶼。的確，這艘船後來沉沒，多數船員罹難。塞爾科克離船是明智之舉，但他受困島上四年多，直到杜佛遠征時才獲救。塞爾科克的故事刊登在《英國人》（*The Englishman*）雜誌上，並廣為流傳，因此塞爾科克小有名氣，後來也給了笛福靈感，寫下《魯賓遜漂流記》。

第二章　金瓊伯爵夫人的異國退燒藥：植物藥物圖書館

四十四頁／在泰波去世後一年：如今藥品不實陳述（misrepresentation）的問題，多和藥品標示外用途（off-label）有關——亦即廠商宣傳的藥品用途是未經ＦＤＡ核准的——或是藥廠提供回扣給開藥的醫生。近年來，關於宣傳藥品仿單標示外用途的訴訟事件包括在二〇一三年嬌生公司（Johnson and Johnson）遭罰二十二億美元；二〇一二年葛蘭素史克罰款三十億美元（其中十億是刑事罰金）；二〇〇九年輝瑞也遭罰二十三億美元。

第三章　標準化生產的乙醚麻醉劑：工業製藥圖書館

四十九頁／約翰．沃倫醫師是哈佛醫學院的創辦人之一：約翰．沃倫於一七五三年七月二十七日出生於麻州波士頓附近的羅克斯伯里（Roxbury），為家中四個兒子中的老么。他父親是約瑟夫．沃倫（Joseph Warren，與約翰的醫師長兄同名），以種植蘋果維生，也是個喀爾文教派信徒，不斷灌輸兒子高等教育與愛國的重要性。約翰在初級中學表現相當傑出，一七六七年十四歲就進入哈佛就讀。他在哈佛學習拉丁文，成為優秀的古典主義學者，並對解剖學產生強烈興趣，加入了解剖社團，曾解剖低等動物及研究人類骨骼。然而要研究人類骨骼並非易事，遺體取得實在大不易。為了繼續研究，沃倫曾與同學時時留意罪犯與流浪者的遺體。

沃倫畢業後，一七七三年在麻州塞勒姆（Salem）行醫。他行醫時深受美國革命戰爭影響，而長兄約瑟夫在邦克山戰役（Bunker Hill）中不幸捐軀。一七八〇年，約翰·沃倫與幾名人士率先提議在哈佛大學創辦醫學院。一七八二年，哈佛成立三個醫學教職，沃倫擔任新成立的醫學院解剖系主任。

他的一名學生詹姆斯·傑克森（James Jackson）曾寫道，沃倫教學時「最特殊的魅力」，在於「授課生動。他對課程主題很有興趣，熱忱的說明與解釋，深深吸引了每一位聽講者」。沃倫建立起一流外科醫生的名聲，成為備受敬重的創新手術程序先驅。一八一五年，哈佛醫學院有五十名學生，而約翰的長子約翰·柯林斯·沃倫成為解剖學與外科手術的兼任教授。三十年後，這位兼任教授執行了第一次運用麻醉劑的手術。

第四章　靛青、朱紅、紫色染料與阿斯匹靈：合成化學圖書館

六十八頁／數千年來，人們就懂得使用水楊酸鹽類：多數植物都會產生水楊酸鹽類，它是能讓植物不同部位彼此溝通的激素。柳樹的水楊酸鹽類含量恰好特別高，但其水楊酸鹽生理現象卻不怎麼明顯。水楊酸鹽類的效用可在系統性誘導抗病（systemic acquired resistance）下看出，亦即植物某部分因感染病毒或真菌時所發生的現象。如果在植物發生感染後的一兩天，你設法讓其他部分也感染，便會發現這植物對病原體已經有抵抗力。為什麼？因為植物受感染的部分會釋放

出水楊酸鹽類到維管束系統，循環到植物的其他部分，觸發植物在這個新的部位產生類似植物抗體的毒素（稱為抗性因子〔resistance factor〕），有助於控制感染擴散。

植物抗性因子可能有很強的毒性，能導致植物的整個部位死亡；動物無法使用這種防禦策略，因為對動物而言，失去手臂或腿比對抗疾病要嚴重得多。但植物就算失去一根樹枝或根，依然能夠存活，因此這成了植物絕佳的生存策略。正因如此，常可看到樹木或灌木的枝幹壞死，但整株植物仍安然生存。另一方面，動物（包括人類）擁有類似的防禦系統，稱為先天性免疫（innate immunity）。我們感冒著涼時會覺得那麼不舒服，就是因為先天免疫系統介入，產生對病原體有毒素的化學物質，但這些化學物質也對我們有毒性。

七十頁／後來，禮來研發出抗生素，並獲FDA核准，目前每年為禮來帶來超過十億美元的營收：另一個決定切斷餌，不繼續釣魚的失誤案例，是在找降血脂藥的過程中發生的。一九七五年，在生化學的新發現之下，默克決定著手研究人體如何合成膽固醇。當時科學家已知道，身體合成膽固醇的路徑中，第一個會用到的酵素是HMG-CoA還原酶，於是默克的科學家開始尋找化合物，用以抑制HMG-CoA還原酶。他們推測，這種抑制劑可能成為降膽固醇的有效用藥。他們才花了一個星期，測試幾百個隨機樣本後，就偵測到很強的HMG-CoA還原酶抑制劑候選藥。這真的非常迅速，因為要找到好的候選藥，往往得測試成千上萬的化合物。一九七九年，默克科學家卡爾・霍夫曼（Carl Hoffman）純化抑制化合物，做出最早成功的史塔汀藥物——洛伐他汀

（lovastatin）。FDA在一九八七年核准這種藥物，成為高膽固醇血症的標準療法。

這時默克在尋找其他可行的降膽固醇用藥時，可說領先群倫。由於洛伐他汀是源自於土壤中的微生物，因此默克推論，在土壤圖書館尋找更佳史塔汀藥物是最適當的。即使默克在合成分子化學圖書館中尋找HMG-CoA還原酶抑制劑已有了進展，仍決定切斷餌，削減抗膽固醇藥物的研究經費，只專注於土壤中的化合物。

默克的競爭者華納・蘭伯特藥廠（Warner Lambert）發現有機可趁，於是接續默克放棄的HMG-CoA還原酶抑制劑的化學研究，遂發現更好的抑制劑：立普妥。立普妥的銷售旋即大幅超越洛伐他汀（及默克另一種史塔汀藥物——辛伐他汀〔simvastatin〕）。

第六章　藥到命除？在悲劇中誕生的FDA藥物法規

九十三頁／拜耳把這種新藥稱為百浪多息：雖然百浪多息的發現是建立在完全錯誤的假設上（染料可成為有效的抗菌藥物），但其成功是無庸置疑。拜耳的百浪多息研究團隊主管格哈德・多馬克（Gerhard Domagk）在一九三九年榮獲諾貝爾醫學獎。可惜的是，多馬克沒能享受多久。更早之前的一九三五年，諾貝爾和平獎頒給了大力批評納粹的卡爾・馮・奧西茨（Carl von Ossietzky），令德國政府相當惱怒，納粹於是禁止任何德國人接受諾貝爾獎。多馬克在納粹政權的脅迫下，只得拒絕受獎，後來還被蓋世太保逮捕，在牢中度過一個星期。

九十九頁／如今藥物從一開始研發到人體測試，都受到FDA的規範：主管機關並未提供臨床測試時的逐項檢核表。不過，主管機關確實有一般性的指導說明，指出哪些研究為必須。雖然FDA不願提供明確引導，實際上必須要做的研究，仍可逐項說明如下：

- 急性毒性測試：這項藥物會用在實驗室動物身上（通常為囓齒類），劑量會逐次增加，並觀察動物在使用每次劑量後的毒性影響。劑量的範圍很大，從很低的劑量到最高的耐受劑量（稱為「無毒性影響劑量」），之後再提高到會產生明顯毒性的劑量。在每一次實驗結束時，動物都會犧牲生命，讓研究者解剖，尋找藥物對其內臟所造成的任何影響。
- QT間距延長測試：有些藥物目標不易受到抑制，有的則相對容易抑制。有些很容易受到藥物影響，因此會在無意間受到藥物抑制。其中一種容易受到影響的目標就是心臟的hERG通道——這是和心律調整有關的鉀離子通道。如果hERG通道受到抑制，會導致心律的QT間距延長，可能引發致命的心律不整——尖端扭轉型室速（torsades de pointes）。許多不同類別的用藥都會抑制hERG通道，包括三環類抗抑鬱藥、抗精神病藥物、抗組織胺、抗瘧疾用藥。在展開臨床測試之前，務必衡量hERG通道的抑制性。
- 測試基因毒性：癌症是因為基因突變所引起，而會引起突變的因素包括遺傳，以及日常生活中接觸到的某些病毒、輻射，或會誘發突變的化學物質。因此務必避免做出會引發基因突變的藥物，以免藥物有致癌的可能性。布魯斯・安姆斯（Bruce Ames）是率先說明癌變基因突變性質的科學家，並提出簡易的細菌測驗——這項檢測方式稱為安氏測試（Ames test），以表彰他的成就。這測試目的在於偵測任何化學化合物是否有誘發突變、導致致癌的可能。FDA規定在做DNA檢測時，也要進行安氏測試，以及和囓齒類動物染色體異常及受損的相關測試。

- 慢性毒性試驗：急性毒性試驗是探討藥物的立即傷害。不過，如果長期使用某藥物，也可能有中毒之虞。慢性毒性研究就是要處理這項疑慮。在測試某藥物時，會以較長的實驗期間，以三種以上的劑量來投藥，包括從急性毒性研究中得知的毒性劑量、治療劑量，以及中間劑量。這項測試必須在兩種動物上進行：囓齒類（通常為小鼠）與非囓齒類（通常為犬，某些情況也會使用猴與豬）。慢性毒性的測試期間必須符合預期的臨床使用時間。抗生素這類化合物只投藥幾天，因此兩個星期的測試已足夠。但需要長期投藥者（例如高血壓用藥），就需要六個月以上的研究。這類研究顯然非常昂貴，因為進行時間很長，而且需要很多動物（通常會需要一百隻小鼠與二十隻犬）；此外，這測試需要用到大量的真正藥物，代價極高昂，才可能符合FDA的確切標準。

製作FDA測試的藥物之所以昂貴，是因為須符合「優良製造作業規範」（Good Manufacturing Practices，簡稱GMP），合成藥物的過程必須清清楚楚，並詳細描述，且每一批都要遵守規範。在測試過程中必須建立起分析程序，且反覆驗證，以確保藥品品質受到控制。藥品純度必須明確，若出現任何雜質，都需要加以定義、描述特色，且每一批都要修正為一致。此外，對受試者投藥時，步驟不僅必須簡明，而且投藥劑量必須依照複雜的配方製作，讓藥物效果達到最佳。這配方必須要達到最佳效果，在未來研究中劑量都要固定。最後，這些研究要在特殊的GMP實驗室進行，受法規詳加監督。

在毒性研究的過程中，可能會出現很多麻煩。我記得我們在進行一套FDA的測試時，原本一切順利，但後來在慢性毒性研究中，發現小鼠胃腸道出血。我們非常錯愕，因為這化合物中沒有任何生物活動會導致胃腸出血，而在先前的實驗中也未出現類似情況。經過漫長昂貴的調查之後，我們得知，這化合物暴露在胃部的酸性環境時，會結晶成長長的針狀。這尖銳的針長時間累積後會開始撕裂胃腸壁。這是物理而不是生化效應，但還是扼殺了我們的FDA測試，導致我們必須退回原點。

一〇〇頁／愛滋病釋放力量聯盟（ACT UP）等社運團體向FDA請願，要求放寬愛滋病藥物臨床測試的規範：或許導致大眾態度趨於謹慎的藥害事件，以沙利竇邁（thalidomide）的嚴重藥害為甚。這種藥最初是在一九五三年由瑞士藥廠汽巴研發，但該公司很快停止沙利竇邁的研究，因為他們無法證明沙利竇邁有明顯的藥理效果。雖然如此，另一間位於德國施托爾貝爾格（Stolberg）的藥廠葛魯南特爾（Chemie Grünenthal）接著研發這種藥物，於是在一九五七年十月一日，沙利竇邁公開上市。這種藥起初是當作抗痙攣藥物販售，卻很快發現缺乏這種藥效。沙利竇邁在化學上很類似巴比妥類藥物（barbiturate），公司的科學家或許認為，這種藥的作用可能類似，因此可有效對抗癲癇，但他們顯然從未確認，這種藥是否和巴比妥類藥物的作用機轉一樣。結果完全不是。

雖然這種藥物無法當成抗癲癇藥，但人們發現，沙利竇邁會促成深層睡眠，且沒有後遺症。此外，即使沙利竇邁劑量高也不會致命，和其他鎮靜劑不同，因此不會引發自殺風險。於是沙利竇邁很快成為西德最受歡迎的助眠藥，在醫院、精神療養院廣為使用。廠商還說可以治療諸多疾病，包括感冒、憂鬱症、早洩、結核病、經前症候群、更年期、停經、壓力性頭痛、酗酒、焦慮與情緒不穩。到了一九五〇年代晚期，共有十四家藥廠在全球四十六個國家販售沙利竇邁。

沙利竇邁也是有效的止吐劑，因此醫生開這處方給成千上萬孕婦，用以舒緩害喜症狀。在當時，一般認為多數藥物無法通過胎盤，便不會從母親傳給胎兒，因此不太有人擔心會傷害胚胎發育。但是在一九五〇年代晚期與一九六〇年代初，畸形兒的數量暴增，尤其是海豹肢症（手或腳像魚鰭狀）。在四十六個販售沙利竇邁的國家中，有超過上萬起畸形兒的通報。分處於地球兩端的澳洲產科醫生威廉・麥克布萊德（William McBride）與德國兒科醫生維杜康・藍茲（Widukind Lenz）都假設，沙利竇邁與出生缺陷有關。一九六一年，藍茲指出的關聯很有說服力。

沙利竇邁在美國的影響不大，得歸功於ＦＤＡ的審查員法蘭西絲・奧德姆・凱爾西（Frances Oldham Kelsey）嚴格把關，不放行沙利竇邁。因為部分通報指出，沙利竇邁和周邊神經病變有關，而她堅持在FDA核准之前要進行更多測試。凱爾西也注意到，藥廠只提供極少的動物安全資料，也沒做過長期風險評估與懷孕風險評估。因此在一九五〇、六〇年代，沙利竇邁皆未在美國銷售。

但必須說明的是，沒有任何藥物是絕對好或絕對壞，而是和劑量、個人與環境因素息息相關。在初次開出處方之後，多年來都沒有人知道沙利竇邁確切的作用機轉。後來大學研究顯示，沙利竇邁是治療痲瘋性結節紅斑（erythema nodosum leprosum，簡稱ENL）的有效用藥，這是漢生病（Hansen's disease，一般多稱為痲瘋病）的一種併發症。一九九一年，洛克斐勒大學的吉拉．卡普蘭（Gilla Kaplan）指出，沙利竇邁對痲瘋病有療效，是因為可抑制腫瘤壞死因子－α（TNF-α）。TNF－α是一種細胞激素，會調節免疫細胞，引起發炎，也會抑制癌化與病毒複製。哈佛醫學院的羅伯．達瑪托（Robert D'Amato）指出，沙利竇邁是一種新血管生成的強力抑制劑，這意味著沙利竇邁或許可用來治療癌症。一九九七年，巴特．巴羅吉（Bart Barlogie）指出，沙利竇邁能有效治療多發性骨髓瘤，不久之後，FDA核准以沙利竇邁治療此癌症及痲瘋病。不過在接受沙利竇邁之前，病患必須先經過特殊療程，以免生出缺陷兒。雖然FDA認為已有適當的預防措施，但是世界衛生組織（WHO）仍主張：

世界衛生組織並不建議使用沙利竇邁來治療痲瘋病，因為根據經驗，幾乎無法發展出簡易的監督機制，避免此藥物使用不當。

第八章　參觀抗生素工廠：泥土微生物圖書館

一二三頁／世界上第一種廣效性抗生素：苄青黴素有很廣泛的抗菌譜（antibacterial spectrum）[1]，但不是廣效抗生素。世界上第一種真正的廣效性抗生素，就是盤尼西林。

一二四頁／雖然盤尼西林確實是神奇藥物，但有些細菌性疾病仍不受盤尼西林影響：盤尼西林並非完美藥物。在盤尼西林大獲成功之後，許多抗生素研發計畫便想做出更好的盤尼西林版本。這些研究方案中，有些把目標放在抗生素範圍更廣的抗菌譜、找出可透過口服而無需仰賴注射的化合物（苄青黴素無法口服）、尋找可對抗中樞系統細菌的化合物（盤尼西林化合物通常無法通過中樞神經血腦屏障，因此無法用來治療腦部感染，例如細菌性腦炎）。而最重要的是，要找到能減輕或克服抗藥性的化合物。這些研究通常要找的是盤尼西林這樣自然發生的化學架構，才能供化學合成。這些類似盤尼西林的化學物質包括一特殊分子，稱為β-內醯胺核（beta-lactam ring）。β-內醯胺核的圖案通常是盤尼西林分子架構中央畫出的正方形，它可當作化合物的「彈頭」，對細菌有毒性攻擊效果。β-內醯胺類化合物包括頭孢菌素（ephalosporin）、單環內醯胺類（monobactams）與碳青黴烯類（carbapenam）抗生素。

1 編註：指一種或一類抗生素（或抗菌藥物）所能抑制（或殺滅）的微生物的類、屬、種範圍。

二二四頁／這些疾病中最可怕的應屬肺結核：雖然在已開發國家中，肺結核已不再是重大問題，但根據估計，如今每三個人中就有一人受結核桿菌感染，以每秒鐘感染一人的速度發生。多數結核菌感染都沒有症狀，也不會造成傷害，但目前全球有一千四百萬的慢性病例，每年造成兩百萬人死亡。

二二四頁／也就是「白死病」：肺結核後來稱為「白色大瘟疫」（Great White Plague），而「白色」是因為患者嚴重貧血而蒼白。美國醫生與文人老奧利弗．溫德爾．霍姆斯（Oliver Wendell Holmes, 1809~1894）在一八六一年確實提出「白色大瘟疫」一詞，把肺結核與當時其他可怕的疾病相比較。雖然結核病患者有著如死亡般的蒼白色彩，但部分歷史學家指出，「白」也可能指的是這種疾病有年輕、天真甚至神聖等文化聯想，因為病患看起來有點像天使——白白的、輕飄飄的，還很脆弱。有些較有文學（或是厭女）傾向的作家，會說女性病患的蒼白臉龐特別有吸引力。至少有一名男性觀察者，稱這疾病會賦予女性「可怕之美」。

二二七頁／瓦克斯曼也會摘下屬於他的諾貝爾桂冠：瓦克斯曼開發鏈黴素，成功治療了結核病，並在一九五二年獲得諾貝爾醫學獎。然而他的合作者艾伯特．沙茨（Albert Schatz）並未獲得諾貝爾獎的褒揚。沙茨強烈抗議，甚至告上法庭。瓦克斯曼與他達成庭外和解，給予沙茨金錢補償，並稱沙茨「是鏈黴素的共同發現者，應得到法律與科學上的肯定」。

一三二頁／如今前十八大製藥廠中，有十五家已完全放棄抗生素市場：若將生存在土壤中的微生物放到培養皿，大約有百分之九十九會死亡。這在泥土圖書館中尋找新藥時，始終是個解決不了的問題。但在二〇〇〇年代初期，美國東北大學（Northeastern University）的兩名教授基姆．路易斯（Kim Lewis）與史拉瓦．艾普斯坦（Slava Epstein）想出辦法，在培養皿培養出過去只能在土壤中生存的微生物。這項技術性突破出現之後，突然間，原本「無法培養的蟲子」總算成了可供研究與開發的對象。

路易斯與艾普斯坦在麻州劍橋成立新公司諾沃生技製藥（NovoBiotic Pharmaceuticals，暫譯），用新方式尋找新抗生素。即使他們能讓培養皿中的土壤微生物成功生長，但探索土壤圖書館的基本方法仍與過去一樣：隨機培養在土壤中找到的微生物，加以篩選，看看能否製造出可殺死病原菌的化學物質。

二〇一五年初，諾沃生技製藥表示找到了重要的新抗生素，稱為泰斯巴汀（teixobactin）。泰斯巴汀似乎能對許多具高度抗藥性的病原體有作用，同時在動物身上使用時也很安全。

第九章　來自豬胰臟的靈藥：基因藥物圖書館

一三九頁／印度醫師即曾觀察到，螞蟻會受到某些病患的尿液吸引：糖尿病（diabetes

mellitus）大略的意思是「過多有甜味的尿」，因此不難想見，在二十世紀之前，糖尿病的檢驗方式很有限。嚐尿聽起來令人作嘔，且有潛在危險，但在現代生化儀器發展出來之前，以舌頭嚐病人的尿不僅稀鬆平常，而且有用。早期科學家的許多做法，如今聽起來都顯得魯莽與風險很大。舉例來說，從十九世紀末微生物學家巴斯德的實驗室筆記本中，就可看出他經常以口嚐生化實驗的結果樣本。瑪麗・居禮（Marie Curie）在六十六歲時因再生不良性貧血而病逝，幾乎可確定是因為她終身暴露在放射性化學物質中。即使到了今天，居禮夫人的筆記本仍因輻射量太高，過於危險而無法處理。如今這些歷史文物都放在鉛盒中，想要參閱的歷史學家必須先穿防護衣才能碰。我四十年前剛進入化學界時，老師會教我們嗅聞手上的化學物質，以確定我要的化學反應是否妥善進行。幸好這種親自動手與嗅聞的教法，在二十一世紀的化學教室已不存在。

一四一頁／每當研究人員磨好胰臟，想從中萃取胰島素：在二十世紀初期，費德里克・艾倫（Frederic Allen）與埃利奧特・若斯林（Elliott Joslin）兩位醫生，是備受推崇的糖尿病治療專家。在當時，糖尿病治療的主要目標，是降低血液中的葡萄糖含量。但因為無法取得胰島素，因此醫生所能做的事，就是設法減少病人飲食中的葡萄糖含量。可惜的是，動物實驗最後仍顯示，糖尿病不僅和葡萄糖代謝有關，也和蛋白質與脂肪代謝有關。若只移除飲食中的醣類，身體就會燃燒脂肪與蛋白質，產生酸性的酮體，這種化學物質將導致血液變酸。血液的酸鹼值必須維持在接近中性的狹窄範圍，介於pH 7.35與pH 7.45之間。酸中毒（或血液酸鹼度下降）會導致呼吸窘迫、心律不整、肌無力、胃腸疼痛、昏迷，如不予治療則會死亡。

因此，在缺乏胰島素的情況下，艾倫與若斯林唯一可用的糖尿病治療方式，就是讓病人挨餓，排除所有飲食中的碳水化合物、蛋白質與脂肪。但如果什麼都不吃，當然活不下去，因此若斯林與艾倫研發出一種菜單，僅提供生存所需的百分之二十熱量，其中碳水化合物和醣類尤其少。這樣會減少對病人細胞的間接傷害，但還是會使病人嚴重削瘦。若斯林描述他在波士頓診所一位節食的病人，「只剩骨頭與靈魂的重量」。這種激進的飲食方式並非真正的治療，但多少能延長生命。或許有人會問，如果生命品質這麼糟，不僅嚴重挨餓，又沒有力氣從事任何正常活動，那麼延長生命有何意義？病人之所以遵守這麼狹隘的飲食規則，唯一的理由就是要設法活下去，等待有朝一日真正療法的出現。

一四四頁／柯利普應用最先進的生化技術，純化胰島素：雖然所有蛋白質都有幾種相同的生理特性，但在酒精裡的溶解度通常各不相同。柯利普因此探索「酒精沉澱裂解」的技術，要以此純化胰島素。這種方式是把酒精慢慢加入不純的胰島素化合物中，直到胰島素剛好溶解。這個骯髒混合物中，比胰島素難溶的其他蛋白質就會沉澱，在溶液中形成小粒子，因此很容易去除。

一四八頁／史丹佛大學專門研究病毒的教授保羅．伯格，做了二十世紀最重要的實驗之一：伯格與其他兩個在舊金山灣區任職的教授合作，大幅提升了新的重組DNA技術：加州大學舊金山校區的賀伯特．波耶（Herb Boyer，專研究能剪貼DNA的酵素），以及同為史丹佛大學的史丹利．柯恩（Stanley Cohen），他專門研究質體（plasmid）——亦即DNA構成的小圓圈，能在生物之間載運基因。

第十章　從霍亂到降血壓藥：流行病學圖書館

一六七頁／你對腎上腺素在戰或逃反應中扮演的角色應該不陌生：二〇一〇年五月十三日出刊的《新英格蘭醫學雜誌》刊載，一名五十四歲的婦人在多次暈眩、盜汗與心悸之後跌倒，住進麻州總醫院。經檢查後發現她有高血壓。不過，她血壓會因為姿勢而產生急劇變化：她坐著或躺下時血壓會升高，但站立或行走時則會大幅下降，甚至到過低的程度，這導致她跌倒。

後來醫師判斷，病人高血壓起因是一種罕見的腎上腺腫瘤，稱為嗜鉻細胞瘤（pheochromocytoma），這腫瘤會分泌大量的腎上腺素。經歷過車禍或差點發生意外的人，都知道腎上腺素大量飆升的感覺。你會心跳加速，所有事情彷彿都變慢了，對於周遭環境會非常有警覺心。此外，你的血壓會飆升。這一切都是因為你在察覺到危險時，腎上腺釋放出大量的腎上腺素所致。

許多罹患嗜鉻細胞瘤的患者，隨時都在分泌大量的腎上腺素，因此血壓總是很高。但有些病例（例如這名婦人）中，身體已適應腎上腺素，則導致了高血壓。這位婦人躺下時，由於頭部與心臟等高，血壓會維持高檔，好讓腦部能得到充分的血液循環。通常來說，你坐著的時候，循環系統會增加血壓，快速彌補頭部比心臟高的情況，才能維持腦部血液循環的穩定。但因為這名婦人有嗜鉻細胞瘤，身體過度彌補了腎上腺素過高的問題，無法維持必須的血壓，讓足夠的血液循環到腦部，這才導致她昏厥失足。

醫生動手術移除病人的腫瘤之後，這名婦人的腎上腺素大幅下降，暈眩情況大為改善，最後終於能重返工作崗位。

一六七頁／布拉克以這新觀念，在一九五八年找上英國藥廠帝國化學工業：布拉克運用相同的策略，發展出胃潰瘍藥物，不過帝國化學工業對潰瘍用藥不感興趣。於是在一九六四年，布拉克轉職到史克藥廠，繼續做胃潰瘍研究。他在史克任職期間最重要的成就，是發現希美替定（cimetidine；商品名泰胃美〔Tagamet〕），不久即在一九七五年上市，成為另一種暢銷藥。這是史上第一種年銷售額達到十億美元的藥物。

一六九頁／人體的「血管張力素轉化酶」：人類腎臟會產生與分泌一種蛋白質「腎素」（renin），在血壓低的時候會產生反應，啟發連鎖活動來提高血壓。在血流中，腎素會分解肝臟製造的肽（peptide，一種很小的蛋白質），這種肽稱為血管張力素原（angiotensinogen），而分解後會產生更小的肽「血管張力素I」（angiotensin I）。血管張力素I會進一步在肺部被ACE酵素分解成「血管張力素II」。血管張力素II是已知最強的血管活性物質，這表示它能使血管收縮。血管張力素II進入血液，血管就會變窄，而心臟為了克服阻力增加的情況，就必須加倍工作，使得血壓升高。血管張力素II也會導致腎上腺素釋放醛固酮，這種激素會增加血容量。血容量增加，也會導致血壓升高。

由於ACE會調節血管張力素II，因此任何能抑制ACE的化合物，即可阻斷血管張力素II形成，可望治療高血壓。

一七二頁／這藥物相當賺錢，為施貴寶賺得的利潤超過其他藥物總和：一九八五年，抗高血壓藥有幾種類別。最普遍的有三種：噻嗪類利尿劑、β受體阻斷劑與ACE抑制劑。高血壓藥物的需求似乎永無止境，因此輝瑞也開始尋找新的降血壓藥。一九八五年，輝瑞公司在英國桑威治（Sandwich）實驗室的科學家，開始研究一種訊號傳遞分子「環磷酸鳥苷」（cyclic GMP，簡稱cGMP），會參與多種控制血壓的生理路徑。更棒的是，現在似乎已能增加環磷酸鳥苷的含量：阻礙會降解環磷酸鳥苷的酵素，也就是磷酸二酯酶（phosphodiesterase）。

輝瑞開始尋找磷酸二酯酶的阻斷劑時，三名科學家宣布了突破性的發現，亦即一氧化氮（一種氣體）是身體的傳訊分子。（這項發現將贏得一九九八年諾貝爾醫學獎。）這對心絞痛治療有特別的意義，我們如今知道心絞痛是因為心肌缺氧所造成。自從十九世紀以來，硝化甘油（nitroglycerin）就是廣泛的心絞痛用藥，但沒有人知道它如何發揮功用。如今科學家明白，硝化甘油會釋放一氧化氮，讓血管擴張，攜帶更多氧氣到心臟。這和輝瑞的藥物獵人有什麼關係？因為促成一氧化氮作用的第二信使，正是環磷酸鳥苷。

輝瑞位於桑威治的團隊旋即改變目標。他們繼續尋找磷酸二酯酶抑制劑，但目標是要研發出心絞痛藥物，而不是治療高血壓。一九八九年，他們終於找到正確的分子：UK-92-480，之後命名為西地那非（sildenafil）。一九九一年，西地那非進入了心絞痛的臨床測試……結果這藥物完全失敗。它並沒有比硝化甘油來得好，跟一個世紀以前發現的心絞痛用藥相比，硝化甘油價格不但便宜，還容易取得。

不過，臨床試驗的受試者所提到的副作用，引來幾名科學家的關注：許多男性病患會勃起。

當時幾乎沒有什麼勃起功能障礙的藥物（事實上「勃起功能障礙」一詞也不廣泛）。有些醫生建議以真空吸引器來協助勃起，這顯然挺掃興的。在此之前，勃起功能障礙只有一種核准藥物前列地爾（alprostadil），但必須以針筒直接注射到陰莖，更糟的是，要把藥丸塞到陰莖尿道裡。另外還有些必須以手術植入的人工裝置。因此輝瑞認為，用簡單的小藥丸就能協助男性勃起，這可能有很大的市場。

輝瑞進行以西地那非治療勃起障礙的臨床測試。幾乎十分之九的男性受試者（百分之八十七點七）都聲稱，西地那非能促進勃起。更多人希望能繼續使用這藥物。不過或許最有意義的，是受試者的回饋。其中一人寫道：「在參與這研究之前，我非常沮喪。我常與妻子爭吵，把妻子和孩子的生活搞得亂七八糟……加入這個研究，讓我的家庭少了許多麻煩……我可能拯救了婚姻，甚至生命。」

另一名參與者指稱：「這藥物非常有效，讓我能擁有性生活。雖然我已九十一歲，還是能和許多年輕人一樣。」

輝瑞在一九九七年九月向FDA申請上市，得到了優先權，並在一九九八年三月二十七日獲得核准。輝瑞開始以「威而鋼」的名稱販售這種藥品。在一九九八到二〇〇八年間，輝瑞的威而鋼在全球銷售額達到兩百六十億美元。

第十一章　口服避孕藥的偉大誕生：獨立藥物獵人的成功之路

一九四頁／一九五四年，羅克在生殖實驗室集結五十名女性自願者，給她們三種平克斯已在兔子身上成功測試的黃體素：這三種分別是炔諾酮（norethisterone，即羅素．馬克的辛泰藥廠產品）、異炔諾酮與諾乙雄龍（norethandrolone，皆為賽爾公司所生產）。一九五四年十二月，羅克展開排卵抑制的初次研究，以五劑五十毫克的三種口服黃體素製劑，連續服用三個月（每個週期二十一天；他從第五到第二十五日投藥，剩下五天則是不投藥，以產生縮退性出血〔縮退性出血是停用避孕藥時發生的出血〕。）在五毫克的劑量下，炔諾酮與異炔諾酮——以及諾乙雄龍的所有劑量——都能抑制排卵，但也會導致突破性出血。在十毫克或更高劑量下，炔諾酮與異炔諾酮可以抑制排卵，且不會有突破性出血，在接下來五個月，受試者的懷孕率則為百分之十四。於是平克斯與羅克選擇賽爾的異炔諾酮，準備在波多黎各進行口服避孕藥測試。

第十二章　神祕的抗精神病藥物：靠運氣發現的藥

二〇六頁／而多數精神醫學界成員認為，精神疾病不可能有藥可醫：伍迪．艾倫（Woody Allen）在他的經典之作《安妮霍爾》（*Annie Hall*）中，提到一則笑話：

> 那讓我想到一則老笑話——有個人走進精神科醫生的診間，說道，嘿，醫生，我哥哥瘋了！他以為自己是雞。之後醫生便說，你為什麼不把他帶來？他說，我本來要帶他來，可是我需要雞蛋。我想這就是我對於關係的看法——全然是瘋狂、不理性與荒謬，但我們仍繼續這樣下去，因為我們都需要雞蛋。

現代精神醫學付出了很大的努力，設法辨別精神疾病與判斷力不佳。這並不容易，但是德國猶太人用兩個字來形容瘋狂，這很能反映出其間的差異：meschugge與verrückt。比方說，一名中年男子擁有三十年的幸福婚姻，但忽然迷戀上二十多歲的祕書，因此外遇。他的妻子得知之後，要求離婚。這男人馬上後悔並道歉，但妻子覺得被背叛，拒絕和解。這就是meschugge。另一個例子中，一名男子聽到他中年的哥哥並未去上班，鄰居說，已經好幾天沒見到他。這男子進入哥哥家，想搞清楚是怎麼回事，卻赫然發現哥哥躲在棉被下尖叫與吃蟲。這是verrückt。從藥理學的觀點來看，目前絕大多數（甚至全部）的精神用藥都不是很好的藥。通常來說，要發現新藥，必須要有已知的藥理標靶，如果缺乏的話，也要使用有相同疾病的動物模型，供候選藥化合物做試驗。精神病的一大難題在於，我們仍不太知道這些疾病的生理基礎，只能猜想隱藏在這些疾病之下的神經化學失衡現象。更令情況複雜的是，我們無法在實驗室動物身上複製精神疾病。我們怎麼確知某動物想自殺、有幻覺或有令人不安的想法？我們又如何確知，某種藥物可減緩這些異常的想法與感受？

二一〇頁／氯普麻的成功，也代表精神分析與佛洛伊德主宰美國精神醫學界的情況即將畫下句點：第一種抗精神病藥的廣泛使用，不久後也使美國各地紛紛關閉精神病院，這公共衛生現象稱為「去機構化」（deinstitutionalization）。如今不再需要安置無法治療的精神病患，因為抗精神病藥物能讓病患在社區中生活。不過，這些藥物是很不妥善的藥物。去機構化產生了意料之外的不良效果，讓許多藥物無法完全治癒的精神病患者也離開了療養院。在投藥效果很好的病人中，也有不少人會選擇停藥，因為這些藥物有許多不良副作用。因此在去機構化之後，許多病人最後進了監獄，而監獄也成了收容最多精神病患的機構。二〇一一年《新英格蘭醫學雜誌》上的一篇報導指出，監獄犯人的精神疾病盛行率比一般大眾高出三十倍。把生病的人關進監獄絕非可行的解決方案。但願發現更新、更有效的藥物，能解決這令人不安的醫療問題。

結論　藥物獵人的未來：是雪佛蘭 Volt 還是迪士尼電影《獨行俠》？

二二一頁／更嚴重的是，在二〇一六年，法國測試一種止痛藥時導致一名受試者死亡，五名受試者嚴重受傷：另一項悲劇發生在二〇〇六年，泰基因羅公司（TeGenero Immuno Therapeutics，暫譯）在倫敦進行TGN1412的臨床測試，這種新藥要用來治療白血病與風濕性關節炎，其作用是調節人類免疫系統。有六名健康的男性自願受試者用了藥，劑量比先前受試猴子的安全劑量還要少得多（五百分之一，或百分之零點二）。但四小時之後，這六人的病情轉趨嚴重。他們因為「細肥激素風暴」（cytokine storm），導致嚴重器官衰竭——細胞激素風暴會產生大量的活性免疫細胞與體液。其中四名志願者病危，差點喪命。雖然六名自願者後來都康復了，但日後可能面臨許多免疫系統方面的疾病。

英國藥品和醫療產品監管署（Healthcare Products Regulatory Agency，或稱ＭＨＲＡ）相當於美國的ＦＤＡ，他們調查這起事件時，找不到任何欺騙或瀆職的證據。泰基因羅顯然誠實揭露所有的資料，對主管機關沒有隱瞞，也遵守適當的試驗規定。在這次嚴重事件之後，英國藥品和醫療產品監管署重新評估規定，使得英國臨床測試的規範更趨嚴格。

泰基因羅在二〇〇六年末申請破產。

參考書目與延伸閱讀

引言：尋找巴別塔藥學圖書館

奧茲冰人的掌故

Fowler, Brenda. *Iceman: Uncovering the Life and Times of a Prehistoric Man Found in an Alpine Glacier.* Chicago: University of Chicago Press, 2001.

雷帕黴素和生物學家索倫．賽加爾

Loria, Kevin. "A Rogue Doctor Saved a Potential Miracle Drug by Storing Samples in His Home after Being Told to Throw Them Away." *Business Insider,* February 20, 2015.

Sehgal, S. N. "Sirolimus: Its Discovery, Biological Properties, and Mechanism of Action." *Transplant Procedures.* 35 (3 Suppl.) (2003): 7S–14S.

Seto, B. "Rapamycin and mTOR: A Serendipitous Discovery and Implications for Breast Cancer." *Clinical and Translational Medicine* 1 (2012): 1–29.

FDA核准藥物的成本

DiMasi, J. A., H. G. Grabowski, and R. W. Hansen. "Innovation in the Pharmaceutical Industry: New Estimates of

R&D Costs." Boston: Tufts Center for the Study of Drug Development, November 18, 2014. http:// csdd.tufts.edu/news/complete_story/cost_study_press_event_webcast, retrieved January 4, 2016.

Emanuel, Ezekiel J. "Spending More Doesn't Make Us Healthier." New York Times, October 27, 2011.

"Research and Development in the Pharmaceutical Industry, A CBO Study." October 2006, https://www.cbo.gov/sites/default/ les/109th- congress-2005-2006/reports/10-02-drugr-d.pdf, retrieved January 27, 2016.

Vagelos, P. R. "Are Prescription Prices Too High?," Science 252 (1991): 1080–4.

化合物的可能形狀與化合物電荷分布大約為五百道爾頓＝3×10^{62}

Bohacek, R. S., et al. "The Art and Practice of Structure-based Drug Design: A Molecular Modeling Perspective." Med. Res. Rev. 16 (1996): 3–50.

巴別塔圖書館的掌故

Borges, Jorge Luis. *The Library of Babel.* Boston: David R. Godine, 2000.

立普妥對HMG-CoA還原酶起作用，亦即控制膽固醇合成速度的蛋白質；盤尼西林可以關閉關閉肽聚糖轉肽酶

Bruton, L., et al. Chapter 31, "Drug Therapy for Hypercholesterolemia and Dyslipidemia." In *Goodman and Gilman's The Pharmacological Basis of Therapeutics.* New York: McGraw-Hill Education/Medical (12th edition), 2011.

———. Chapter 53, "Penicillins, Cephalosporins, and Other β-Lactam Antibiotics." In *Goodman and Gilman's*

The Pharmacological Basis of Therapeutics. New York: McGraw-Hill Education/Medical (12th edition), 2011.

氯仿的發現

Dunn, P. M. “Sir James Young Simpson (1811–1870) and Obstetric Anesthesia.” *Archives of Disease in Childhood, Fetal and Neonatal Edition* 86 (2002): F207–9.

Gordon, H. Laing. *Sir James Young Simpson and Chloroform (1811–1870).* New York: Minerva Group, 2002.

其他藥物發現

Ravina, Enrique. *The Evolution of Drug Discovery.* Weinheim, Germany: Wiley- Verlag Helvetica Chimica, 2011.

Sneader, Walter. *Drug Discovery: A History.* Hoboken, NJ: John Wiley and Sons, 2005.

第一章　連穴居人也會的試藥任務：不可思議的藥物起源

鴉片的起源

Booth, Martin. *Opium: A History.* London: St. Martin’s Gri n, 2013.

Brownstein, M. J. “A Brief History of Opiates, Opioid Peptides, and Opioid Receptors,” *Proceedings of the National Academy of Science USA* 90 (1993): 5391–3.

Goldberg, Jeff. *Flowers in the Blood: The Story of Opium.* New York: Skyhorse Publishing, 2014.

Hodgson, Barbara. *Opium: A Portrait of the Heavenly Demon.* Vancouver: Greystone Books, 2004.

帕拉塞爾蘇斯的鴉片酊配方

Hodgson, Barbara. *In the Arms of Morpheus: The Tragic History of Morphine, Laudanum and Patent Medicines.* Richmond Hill: Fire y Books, 2001.

另一種鴉片樟腦酊

Boyd, E. M., and M. L. MacLachan. "The Expectorant Action of Paregoric." *Canadian Medical Association Journal* 50 (1944): 338–44.

杜佛氏散與亞歷山大・塞爾科克的關係

Alleyel, Richard. "Mystery of Alexander Selkirk, the Real Robinson Crusoe, Solved." *Daily Telegraph,* October 30, 2008.

Bruce, J. S., and M. S. Bruce. "Alexander Selkirk: The Real Robinson Crusoe." *The Explorers Journal,* Spring 1993.

"Dr. Thomas Dover, Therapeutist and Buccaneer." *Journal of the American Medical Association,* February 29, 1896, 435.

Kraske, Robert, and Andrew Parker. Marooned: *The Strange but True Adventures of Alexander Selkirk, the Real Robinson Crusoe.* Boston: Clarion Books 2005.

Leslie, Edward E. "On a Piece of Stone: Alexander Selkirk on Greater Land." In *Desperate Journeys, Abandoned Souls: True Stories of Castaways and Other Survivors.* New York: Mariner Books 1998.

Osler, W. "Thomas Dover, M. B. (of Dover's Powder), Physician and Buccaneer." *Academy of Medicine* 82 (2007):

880–1.

Phear, D. N. "Thomas Dover 1662–1742; Physician, Privateering Captain, and Inventor of Dover's Powder." *Journal of the History of Medicine and Allied Sciences 2* (1954) 139–56.

Selcraig, B. "The Real Robinson Crusoe." *Smithsonian Magazine,* July 2005.

海洛因與拜耳公司

Bruton et al. Chapter 18, "Opioids, Analgesia, and Pain Management." In *Goodman and Gilman's The Pharmacological Basis of Therapeutics.* New York: McGraw-Hill Education/Medical (12th edition), 2011.

Chemical Heritage Foundation Felix Ho mann Biography, http:// www.chemheritage.org/discover/online-resources/chemistry- in-history/themes/pharmaceuticals/relieving-symptoms/ho mann.aspx, retrieved December 22, 2015.

Edwards, Jim. "Yes, Bayer Promoted Heroin for Children—Here Are the Ads That Prove It." *Business Insider,* November 17, 2011.

Scott, I. "Heroin: A Hundred Year Habit." *History Today,* vol. 48, 1998. http://www.historytoday.com/ian-scott/heroin-hundred-year-

habit, retrieved January 27, 2016.

Sneader, W. "The Discovery of Heroin." *Lancet*, 352 (1998): 1697–9.

西爾斯郵購目錄的海洛因

Buxton, Julia. *The Political Economy of Narcotics.* London: Zed Books, 2013.

腦內啡受體的故事

Terenius, L. "Endogenous Peptides and Analgesia." *Annual Review of Pharmacology and Toxicology* 18 (1978): 189–204.

大麻的四氫大麻酚增加

Hellerman, C., "Is Super Weed, Super Bad?" CNN. http://www.cnn. com/2013/08/09/health/weed-potency-levels/, retrieved December 23, 2015.

Walton, A.G. "New Study Shows How Marijuana's Potency Has Changed Over Time." Forbes, March 23, 2015. http://www.forbes.com/sites/alice- gwalton/2015/03/23/pot-evolution-how-the-makeup-of-marijuana-has-changed-over-time/, retrieved December 23, 2015.

SCN9A Nav1.7離子通道

Drews, J., et al. "Drug Discovery: A Historical Perspective." *Science* 287 (2000): 1960-4.

King, G. F., and L. Vetter. "No Gain, No Pain: NaV1.7 as an Analgesic Target," ACS *Chemical Neuroscience* 5 (2014): 749–51.

Pina, A. S., et al. "An Historical Overview of Drug Discovery Methods." *Molecular Biology* 572 (2009): 3–12.

第二章　金瓊伯爵夫人的異國退燒藥：植物藥物圖書館

科達斯的生平與乙醚發現過程

Arbor, Agnes. "*Herbals, Their Origin and Evolution: A Chapter in the History of Botany, 1470–1670.*" Seattle: Amazon Digital Services, Inc., 1912.

Leaky, C. D. "Valerius Cordus and the Discovery of Ether." *Isis* 7 (1926): 14–24.

Sprague, T. A., and M. S. Sprague. "The Herbal of Valerius Cordus." *Journal of the Linnean Society of London.*52 (1939): 1–113.

金雞納樹歷史

Bruce-Chwatt, L. J. "Three Hundred and Fifty Years of the Peruvian Fever Bark." *British Medical Journal (Clinical Research Edition)* 296 (1988): 1486–7.

Butler A. R., et al. "A Brief History of Malaria Chemotherapy." *J R College of Physicians Edinborough 40* (2010): 172–7.

Guerra, F. "The Introduction of Cinchona in the Treatment of Malaria." *Journal of Tropical Medicine and Hygiene* 80 (1977):112–18.

Humphrey, Loren. *Quinine and Quarantine: Missouri Medicine through the Years.* Missouri Heritage Readers. Columbia University of Missouri, 2000.

Kaufman T., and E. Rúveda. "The Quest for Quinine: Those Who Won the Battles and Those Who Won the War." *Angew Chemistry International Edition England* 44 (2005): 854–85.

Rocco, Fiammetta. *The Miraculous Fever-Tree: Malaria, Medicine and the Cure That Changed the World.* New York: HarperCollins, 2012.

———. *Quinine: Malaria and the Quest for a Cure That Changed the World.* NewYork: Harper Perennial, 2004.

羅伯・泰波，一位使用奎寧的江湖醫生

“Jesuit’s Bark” Catholic Encyclopedia 1913 https://en.wikisource.org/wiki/Catholic_Encyclopedia_(1913)/Jesuit%27s_Bark, retrieved December 29, 2015.

Keeble, T. A. “A Cure for the Ague: The Contribution of Robert Talbor (1642–81),” *Journal of the Royal Society of Medicine* 90 (1997): 285–90.

“Malaria.” Royal Pharmaceutical Society, https://www.rpharms.com/museum-pdfs/c-malaria.pdf, retrieved December 24, 2015.

Talbor, Robert. *Pyretologia, A Rational Account of the Cause and Cure of Agues*. 1672.

第三章　標準化生產的乙醚麻醉劑：工業製藥圖書館

遭足部截肢的喬治・威爾森

“The Horrors of Pre-Anaesthetic Surgery.” *Chirurgeon’s Apprentice*, July 16, 2014. http://thechirurgeonsapprentice.com/2014/07/16/the-horrors-of-pre- anaesthetic-surgery/, retrieved December 29, 2015.

Lang, Joshua. “Awakening.” *Atlantic,* January 2013. http://www.theatlantic.com/ magazine/archive/2013/01/awakening/309188/, retrieved December 29, 2015.

快手外科醫生羅伯特・李斯頓

Coltart, D. J. “Surgery between Hunter and Lister as Exemplified by the Life and Works of Robert Liston (1794–1847).” *Proceedings of the Royal Society of Medicine* 65 (1972): 556–60.

"Death of Robert Liston, ESQ., F.R.S.." *Lancet* 50 (1847): 633–4.

Ellis, Harold. *Operations That Made History.* Cambridge: Cambridge University Press, 2009.

Gordon, Richard. *Dr. Gordon's Casebook.* Cornwall: House of Stratus, 2001.

———. *Great Medical Disasters*. Cornwall House of Stratus, 2013.

Magee, R. "Surgery in the Pre-Anaesthetic Era: The Life and Work of Robert Liston." *Health and History 2* (2000): 121–133.

威廉・莫頓與乙醚

Fenster, J. M. Ether Day: *The Strange Tale of America's Greatest Medical Discovery and the Haunted Men Who Made It.* New York: Harper Perennial, 2002.

"William T. G. Morton (1819–1868) Demonstrator of Ether Anesthesia." *JAMA.* 194 (1965): 170–1.

Wolfe, Richard, J. *Tarnished Idol: William Thomas Green Morton and the Introduction of Surgical Anesthesia.* Novato: Jeremy Norman Co; Norman Science-Technology, 2001.

約翰・柯林斯・沃倫生平

Toledo, A. H. "John Collins Warren: Master Educator and Pioneer Surgeon of Ether Fame." *Journal of Investigative Surgery* 19 (2006): 341–4.

Warren, J. "Remarks on Angina Pectoris." *New England Journal of Medicine* 1 (1812): 1–11.

施貴寶生平

"E. R. Squibb, Medical Drug Maker during the Civil War." http://www.medi- calantiques.com/civilwar/Articles/Squibb_E_R.htm, retrieved January 4, 2016.

Rhode, Michael. "E. R. Squibb, 1854." *Scientist*, February 1, 2008.

Worthen, Dennis B. "Edward Robinson Squibb (1819–1900): Advocate of Product Standards." *Journal of the American Pharmaceutical Association* 46 (2003): 754–8.

———. *Heroes of Pharmacy: Professional Leadership in Times of Change*. Washington: American Pharmacists Association, 2012.

第四章　靛青、朱紅、紫色染料與阿斯匹靈：合成化學圖書館

德國染料業歷史

Aftalion, Fred. *History of the International Chemical Industry: From the "Early Days" to 2000*. Philadelphia: Chemical Heritage Foundation, 2005.

Chandler, Alfred D. Jr. *Shaping the Industrial Century: The Remarkable Story of the Evolution of the Modern Chemical and Pharmaceutical Industries*. Cambridge: Harvard University Press (Harvard Studies in Business History), 2004.

拜耳公司的人物史：杜伊斯堡、艾興格林、德雷澤

Biography Carl Duisberg, Bayer, http://www.bayer.com/en/carl-duisberg. aspx, retrieved January 4, 2016.

Rinsema, T. J. "One Hundred Years of Aspirin." *Medical History* 43 (1999): 502–7.

Sneader W. "The Discovery of Aspirin: A Reappraisal." *British Medical Journal* 321 (2000): 1591–4.

阿斯匹靈的歷史

Bruton, L. et al. Chapter 34, "Anti-in ammatory, Antipyretic, and Analgesic Agents; Pharmacotherapy of Gout." In *Goodman and Gilman's The Pharmacological Basis of Therapeutics*, New York: McGraw-Hill Education/Medical (12th edition), 2011.

Goodman, L. S. and A. Gilman. "Appendix" In *The Pharmacological Basis of Therapeutics*. New York: Macmillan, 1941.

Mahdi, J. G., et al. "The Historical Analysis of Aspirin Discovery, Its Relation to the Willow Tree and Antiproliferative and Anticancer Potential." *Cell Proliferation* 39 (2006): 147–55.

Vane, J. R. "Adventures and Excursions in Bioassay: The Stepping Stones to Prostacyclin." *British Journal of Pharmacology* 79 (1983): 821–38.

———. "Inhibition of Prostaglandin Synthesis as a Mechanism of Action for Aspirin-Like Drugs." *Nature New Biology* 231 (1971): 232–5.

第五章　魔彈的誕生：人類終於了解藥物的運作方式

梅毒歷史與症狀

Harper, K. N., et al. "The Origin and Antiquity of Syphilis Revisited: An Appraisal of Old World Pre-Columbian

Evidence for Treponemal Infection." *American Journal of Physical Anthropology* 146, Supplement 53 (2011): 99–133.

Kasper, D. et al. Chapter 206, "Syphilis." In *Harrison's Principles of Internal Medicine*. New York: McGraw-Hill Education/Medical (19th edition), 2015.

瘴氣論

Semmelweis, Ignaz. *Die A ̈ tiologie der Begriff und die Prophylaxis des Kindbettfiebers* (The Etiology, Concept, and Prophylaxis of Childbed Fever), 1861.

路易・巴斯德的實驗室

Birch, Beverly, and Christian Birmingham. *Pasteur's Fight against Microbes (Science Stories)*. Hauppauge: Barron's Educational Series, 1996.

Tiner, John Hudson. *Louis Pasteur: Founder of Modern Medicine*. Fenton: Mott Media, 1999.

埃爾利希生平與灑爾佛散

Sepkowitz, K. A. "One Hundred Years of Salvarsan." *New England Journal of Medicine* 365 (2011): 291–3.

受體理論史與埃爾利希面對批評的反應

Prüll, Cay-Ruediger, et al. *A Short History of the Drug Receptor Concept (Science, Technology & Medicine in Modern History)*. Basingstoke: Palgrave Macmillan, 2009.

第六章　藥到命除？在悲劇中誕生的FDA藥物法規

Avorn, J. "Learning About the Safety of Drugs—A Half-Century of Evolution." *New England Journal of Medicine*, 365 (2011): 2151–3.

拜耳與百浪多息的故事

Bentley, R. "Different Roads to Discovery; Prontosil (Hence Sulfa Drugs) and Penicillin (Hence Beta-Lactams)." *Journal Industrial Microbiology and Biotechnology* 36 (2009): 775–86.

Hager, Thomas. *The Demon under the Microscope: From Battlefield Hospitals to Nazi Labs, One Doctor's Heroic Search for the World's First Miracle Drug*. New York: Broadway Books, 2007.

Otten, H. "Domagk and the Development of the Sulphonamides." *Journal of Antimicrobial Chemotherapy* 17 (1986): 689–96.

前體藥物：磺胺藥

Lesch, John E. *The First Miracle Drugs: How the Sulfa Drugs Transformed Medicine*. Oxford: Oxford University Press, 2006.

馬森吉爾與磺胺酏劑

Akst, J. "The Elixir Tragedy, 1937." *Scientist,* June 1, 2013.

"Deaths Following Elixir of Sulfanilamide-Massengill" *Journal of the American Medical Association* 109 (1937):

1610–11.

Geiling, E. M. K., and P. R. Cannon. “Pathological E ects of Elixir of Sulfanilamide (Diethylene Glycol) Poisoning,” *Journal of the American Medical Association* 111 (1938): 919–926.

Wax, P. M. “Elixirs, Diluents, and the Passage of the 1938 Federal Food, Drug and Cosmetic Act.” *American College of Physicians* 122 (1995): 456–61.

FDA對磺胺酏劑的反應

Ballentine. C. “Sulfanilamide Disaster.” *FDA Consumer Magazine*, June 1981, http://www.fda.gov/aboutfda/whatwedo/history/productregulation/ sulfanilamidedisaster/default.htm, retrieved January 4, 2016.

“Elixir of Sulfanilamide: Deaths in Tennessee.” *Pathophilia for the Love of Disease.* http://bmartinmd.com/eos-deaths-tennessee/, retrieved January 4, 2016.

愛滋病釋放力量聯盟

Crimp. D. “Before Occupy: How AIDS Activists Seized Control of the FDA in 1988,” *Atlantic,* December 6, 2011.

芬芬藥害事件

Connolly, H. M., et al. “Valvuolar Heart Disease Associated with Fenfluramine– Phentermine.” *New England Journal of Medicine* 337 (1997): 581–8.

Courtwright, D. T. “Preventing and Treating Narcotic Addiction—A Century of Federal Drug Control.” *New England Journal of Medicine* 373: (2015) 2095–7.

第七章　藥物獵人的教科書：藥理學成為科學

古德曼的生平與吉爾曼生平

Altman, Lawrence K. "Dr. Louis S. Goodman, 94, Chemotherapy Pioneer, Dies." *New York Times,* November 28, 2000.

Ritchie, M. "Alfred Gilman: February 5, 1908–January 13, 1984." *Biographies of Members of the National Academy of Science* 70 (1996): 59–80.

蛇油大王史丹利的生平

Dobie, J. Frank. Ra lesnakes. Austin: University of Texas Press, 1982.

"A History of Snake Oil Salesmen." http://www.npr.org/sections/codeswitch/ 2013/08/26/215761377/a-history-of-snake-oil-salesmen, retrieved January 8, 2016.

"Why Are Snake-Oil Remedies So-Called?" http://www.canada.com/montrealgazette/news/books/story.html?id=666775cc-f9 -4360-9533- 4ea7f0eef233, retrieved January 8, 2016.

醫學院藥理學的教學史（亞伯拉罕・弗萊茲〔Abraham Flexner〕）

Bonner, Thomas Neville. *Iconoclast: Abraham Flexner and a Life in Learning.* Baltimore: Johns Hopkins University Press, 2002.

第八章　參觀抗生素工廠：泥土微生物圖書館

狄尼森生平

Dinesen, Isak. *Out of Africa: And Shadows on the Grass.* New York: Vintage Books, 2011.

Hannah, Donald. I*sak Dinesen and Karen Blixen: The Mask and the Reality.* New York: Random House, 1971.

弗萊明、柴恩、弗洛里的生平與研究

Abraham, Edward P. "Ernst Boris Chain. 19 June 1906–12 August 1979." *Biographical Memoirs of Fellows of the Royal Society* 29 (1983): 42–91.

———. "Howard Walter Florey. Baron Florey of Adelaide and Marston 1898– 1968." *Biographical Memoirs of Fellows of the Royal Society* 17 (1971): 255–302.

Brown, Kevin. *Penicillin Man: Alexander Fleming and the Antibiotic Revolution.* Dublin: History Press Ireland, 2013.

Chain, E., et al. "Further Observations on Penicillin." Lancet, August 16, 1941, 177–88.

———. "Penicillin as a Chemotherapeutic Agent." Lancet, August 20, 1940 226–28.

Colebrook, L. "Alexander Fleming 1881–1955." Biographical Memoirs of Fellows of the Royal Society 2 (1956): 117–27.

Lax, Eric. The Mold in Dr. Florey's Coat: *The Story of the Penicillin Miracle.* New York: Henry Holt and Company, 2015.

Macfarlane, Gwyn. *Alexander Fleming: The Man and the Myth.* Cambridge: Harvard University Press, 1984.

———. *Howard Florey: The Making of a Great Scientist.* Oxford: Oxford University Press 1979.

Mazumdar, P. M. "Fleming as Bacteriologist: Alexander Fleming." *Science* 225 (1984): 1140.

Raju, T. N. "The Nobel Chronicles. 1945: Sir Alexander Fleming (1881–1955); Sir Ernst Boris Chain (1906–79); and Baron Howard Walter Florey (1898– 1968)." *Lancet* 353 (1999): 936.

Shampo, M. A. and R. A. Kyle. "Ernst Chain—Nobel Prize for Work on Penicillin." *Mayo Clinic Proceedings* 75 (2000): 882.

"Sir Howard Florey, F.R.S.: Lister Medallist." *Nature* 155 (1945): 601.

盤尼西林歷史

Bud, Robert. *Penicillin: Triumph and Tragedy.* Oxford: Oxford University Press, 2009.

Hare, R. "New Light on the History of Penicillin." *Medical History* 26 (1982): 1–24.

瓦克斯曼生平及發現鏈黴素的故事

Hotchkiss, R. D. "Selman Abraham Waksman." *Biographies of Members of the National Academy of Science* 83 (2003): 320-43.

Pringle, Peter. *Experiment Eleven: Dark Secrets Behind the Discovery of a Wonder Drug.* London: Walker Books, 2012.

"Selman A. Waksman (1888–1973)." http://web.archive.org/web/20080418134324/http://waksman.rutgers.edu/Waks/Waksman/DrWaksman. html, retrieved January 6, 2016.

Wainwright, M. "Streptomycin: Discovery and Resultant Controversy." *History and Philosophy of the Life Sciences*

13: (1991) 97–124.

Waksman, Selman A. *My Life with the Microbes,* New York: Simon and Schuster, 1954.

結核病歷史

Bynum, Helen. *Spitting Blood: The History of Tuberculosis.* Oxford: Oxford University Press, 2015.

Dormandy, Thomas. *The White Death: A History of Tuberculosis*. New York: New York University Press, 2000.

Goetz, Thomas. *The Remedy: Robert Koch, Arthur Conan Doyle, and the Quest to Cure Tuberculosis.* New York: Gotham, 2014.

抗生素研究黃金時代

Demain, A. L. "Industrial Microbiology." *Science* 214 (1981): 987–95.

第九章　來自豬胰臟的靈藥：基因藥物圖書館

胰島素歷史

Baeshen, N.A., et al. "Cell Factories for Insulin Production." *Microbial Cell Factories* 13 (2014): 141–150.

Bliss, Michael. *Banting: A Biography.* Toronto: University of Toronto Press, Scholarly Publishing Division, 1993.

Bliss, Michael. *The Discovery of Insulin.* Chicago: University Of Chicago Press, 2007.

Cooper, Thea, and Arthur Ainsberg. *Breakthrough: Elizabeth Hughes, the Discovery of Insulin, and the Making of a Medical Miracle.* London: St. Martin's Gri n, 2011.

Mohammad K., M. K. Ghazavi, and G. A. Johnston. "Insulin Allergy." *Clinics in Dermatology* 29 (2011): 300–305.

禮來歷史

Manufacturing Pharmaceuticals: Eli Lilly and Company, 1876–1948. In James Madison, *Business and Economic History,* 1989. Business History Conference.

糖尿病歷史

Auwerx, J. "PPARgamma, the Ultimate Thrifty Gene." *Diabetalogia* 42 (1999): 1033–49.

Blades M., et al. "Dietary Advice in the Management of Diabetes Mellitus — History and Current Practice." *Journal of the Royal Society of Health* 117 (1997): 143–50.

Brownson, R. C., et al. "Declining Rates of Physical Activity in the United States: What Are the Contributors?" *Annual Review of Public Health* 26 (2005): 421–43.

Brunton, L,. et al. Chapter 43, "Endocrine Pancreas and Pharmacotherapy of Diabetes Mellitus and Hypoglycemia." In *Goodman and Gilman's The Pharmacological Basis of Therapeutics*. New York: McGraw-Hill Education/ Medical (12th edition), 2011.

Duhault, J., and R. Lavielle. "History and Evolution of the Concept of Oral Therapy in Diabetes." *Diabetes Research and Clinical Practice,* 14 suppl 2 (1991): S9–13.

Eknoyan, G., and J. Nagy. "A History of Diabetes Mellitus or How a Disease of the Kidneys Evolved into a Kidney Disease." *Advances in Chronic Kidney Disease* 12 (2005) : 223–9.

Ezzati, M., and E. Riboli. "Behavioral and Dietary Risk Factors for Noncommunicable Diseases." *New England*

Journal of Medicine 369 (2013): 954–64.

Gallwitz, B. "Therapies for the Treatment of Type 2 Diabetes Mellitus Based on Incretin Action." *Minerva Endocrinology* 31 (2006): 133–47.

Güthner, T., et al. "Guanidine and Derivatives." In *Ullmann's Encyclopedia of Industrial Chemistry.* Weinheim, Germany: Wiley-Verlag Helvetica Chimica, 2010.

Hoppin, A. G., et al. "Case 31-2006: A 15-Year-Old Girl with Severe Obesity." *New England Journal of Medicine* 355 (2006): 1593–1602.

Kasper, D., et al. Chapter 417, "Diabetes Mellitus: Diagnosis, Classi cation, and Pathophysiology." In *Harrison's Principles of Internal Medicine*.19th edition. New York: McGraw-Hill Education, 2015.

Kleinsorge, H. "Carbutamide—The First Oral Antidiabetic. A Retrospect." *Experimental Clinical Endocrinology and Diabetes* 106 (1998): 149–51.

Loubatieres-Mariani, M. M. "[The Discovery of Hypoglycemic Sulfonamides— original article in French]." *Journal of the Society of Biology* 201 (2007): 121–5.

Mogensen, C. E. "Diabetes Mellitus: A Look at the Past, a Glimpse to the Future." *Medicographia* 33 (2011): 9–14.

Parkes, D. G., et al. "Discovery and Development of Exenatide: the First Antidiabetic Agent to Leverage the Multiple Bene ts of the Incretin Hormone, GLP-1." *Expert Opinion in Drug Discovery* 8 (2013): 219–44.

Pei, Z. "From the Bench to the Bedside: Dipeptidyl Peptidase IV Inhibitors, a New Class of Oral Antihyperglycemic Agents." *Current Opinion in Discovery and Development* 11 (2008): 512–32.

Slotta, K. H., and T. Tschesche. "Uber Biguanide. II. Die Blutzucker senkende Wirkung der Biguanides." *Berichte der Deutschen Chemischen Gesellschaft B: Abhandlungen,* 62 (1929): 1398–1405.

Staels, B., et al. "The E ects of Fibrates and Thiazolidinediones on Plasma Triglyceride Metabolism Are Mediated by Distinct Peroxisome Proliferator Activated Receptors (PPARs)." *Biochemie* 79 (1997): 95–9.

Thornberry, N, A., and A. E. Weber. "Discovery of JANUVIA (Sitagliptin), a Selective Dipeptidyl Peptidase IV Inhibitor for the Treatment of Type 2 Diabetes." *Current Topics in Medicinal Chemistry* 7 (2007): 557–68.

Yki-Jarvinen, H. "Thiazolidinediones." *New England Journal of Medicine* 351 (2004): 1106–18

胰島素歷史

Poretsky, Leonid. *Principles of Diabetes Mellitus*, New York: Springer, 2010.

Sönksen, P. H. "The Evolution of Insulin Treatment." *Clinical Endocrinology and Metabolism* 6 (1977): 481–97.

禮來成為胰島素廠商

Madison, James, H. *Eli Lilly: A Life, 1885–1977*, Indianapolis: Indiana Historical Society, 2006.

基因複製史

Tooze, James, and John Watson. *The DNA Story: A Documentary History of Gene Cloning*. New York: W. H. Freeman, 1983.

生技產業發展史

Hughes, Sally Smith. *Genentech: The Beginnings of Biotech.* Chicago: University of Chicago Press, 2011.

Leaser, B., et al. "Protein Therapeutics: A Summary and Pharmacological Classification," *Nature Review Drug Discovery* 7 (2008): 21–39.

Shimasaki, Craig, ed. *Biotechnology Entrepreneurship: Starting, Managing, and Leading Biotech Companies.* San Diego: Academic Press, 2014.

重組單株抗體

Marks, Lara V. *The Lock and Key of Medicine: Monoclonal Antibodies and the Transformation of Healthcare.* New Haven: Yale University Press, 2015.

Shire, Stephen. *Monoclonal Antibodies: Meeting the Challenges in Manufacturing, Formulation, Delivery and Stability of Final Drug Product.* Sawston, Cambridge: Woodhead Publishing, 2015

第十章　從霍亂到降血壓藥：流行病學圖書館

斯諾生平

Hempel, Sandra. *The Strange Case of the Broad Street Pump: John Snow and the Mystery of Cholera.* Oakland: University of California Press, 2007.

Johnson, Steven. *The Ghost Map: The Story of London's Most Terrifying Epidemic—and How It Changed Science, Cities, and the Modern World.* New York: Riverhead Books, 2006.

霍亂背景與歷史

Gordis, Leon. *Epidemiology,* Philadelphia, PA: Saunders, 2008.

Kotar, S. L. and G. E. Gessler. *Cholera: A Worldwide History.* Jefferson: McFarland & Company, 2014.

小兒痲痺與糖的歷史

Nathanson, N. and O. M. Kew. "From Emergence to Eradication: The Epidemiology of Poliomyelitis Deconstructed." *American Journal of Epidemiology* 172 (2010): 1213–29.

弗雷明漢心臟研究

Bruenn, H. G. "Clinical Notes on the Illness and Death of President Franklin D. Roosevelt." *Annals Internal Medicine* 72 (1970): 579–91.

Hay, J. H. "A British Medical Association Lecture on THE SIGNIFICANCE OF A RAISED BLOOD PRESSURE." *British Medical Journal* 2: (1931) 43–47.

Kolata, G. "Seeking Clues to Heart Disease in DNA of an Unlucky Family." *New York Times*, May 12, 2013.

Levy, Daniel. "60 Years Studying Heart-Disease Risk." *Nature Reviews Drug Discovery* 7 (2008): 715.

———. *Change of Heart: Unraveling the Mysteries of Cardiovascular Disease.* New York: Vintage Books, 2007.

Mahmood, S. S., et al. "The Framingham Heart Study and the Epidemiology of Cardiovascular Disease: A Historical Perspective." *Lancet* 383 (2014): 999–1008.

高血壓歷史

Esunge, P. M. "From Blood Pressure to Hypertension: The History of Research." *Journal of the Royal Society of*

Medicine 84 (1991): 621.

Postel-Vinay, Nicolas, ed., *A Century of Arterial Hypertension: 1896–1996,* Hoboken: Wiley, 1997.

氫氯噻嗪（hydrochlorothiazide）歷史

Beyer, K. H. "Chlorothiazide: How the Thiazides Evolved as Anti-Hypertensive Therapy." *Hypertension* 22 (1993): 388–91.

Burkhart, Ford. "Dr. Karl Beyer Jr., 82, Pharmacology Researcher." *New York Times,* December 16, 1996.

布拉克生平與β受體阻斷劑

Black J. W. et al. "A New Adrenergic Beta Receptor Antagonist." *Lancet* 283 (1964): 1080–1.

Scheindlin, S. "A Century of Ulcer Medications," *Molecular Interventions* 5 (2005): 201–6

Sir James W. Black, Biographical, http://www.nobelprize.org/nobel_prizes/ medicine/laureates/1988/black-bio.html, retrieved January 9, 2016.

克什曼與奧丹提

Cushman, D. W., and M. A. Ondetti. "History of the Design of Captopril and Related Inhibitors of Angiotensin Converting Enzyme," *Hypertension* 17 (1991): 589–92.

Ondetti, Miguel. https://en.wikipedia.org/wiki/Miguel_Ondetti, retrieved January 4, 2016.

Ondetti, Miguel, et al. "Design of Specific Inhibitors of Angiotensin- Converting Enzyme: New Class of Orally Active Anti-Hypertensive Agents." *Science,* new series 196 (1977): 441–4.

Smith, C. G., and J. R. Vane. "The Discovery of Captopril." FASEB Journal 17 (2003): 788–9.

膽固醇與心臟病

Alberts, A. W. "Discovery, Biochemistry and Biology of Lovastatin." *American Journal of Cardiology* 62 (1988): 10J–15J.

Kolata, G. "Cholesterol-Heart Disease Link Illuminated," *Science* 221 (1983): 1164–6.

Tobert, J. A. "Lovastatin and Beyond: The History of the HMG-CoA Reductase Inhibitors." *Nature Reviews Drug Discovery* 2 (2003): 517–26.

Vaughn, C. J., et al. "The Evolving Role of Statins in the Management of Atherosclerosis." *Journal of the American College Cardiology* 35 (2000): 1–10.

約瑟夫・戈德茨坦（Joseph Goldstein）與麥克・布朗（Michael Brown）的家族性高膽固醇血症研究

Brown, M. S., and J. L. Goldstein. "A Receptor Mediated Pathway for Cholesterol Homeostasis." http://www.nobelprize.org/nobel_prizes/ medicine/laureates/1985/brown-goldstein-lecture.pdf, retrieved January 9, 2016.

史塔汀歷史

Smith G. D., and J. Pekkanen. "The Cholesterol Controversy." *British Medical Journal* 304 (1992): 913.

第十一章　口服避孕藥的偉大誕生：獨立藥物獵人的成功之路

口服避孕藥歷史：荷爾蒙與排卵作用史

Eig, Jonathan. *The Birth of the Pill: How Four Crusaders Reinvented Sex and Launched a Revolution.* New York: W. W. Norton, 2015.

Goldzieher, J. W., and H. W. Rudel. "How the Oral Contraceptives Came to be Developed." *Journal of the American Medical Association* 230 (1974): 421–5.

羅素・馬克生平

Lehmann, P. A., et al. "Russell E. Marker Pioneer of the Mexican Steroid Industry." *Journal of Chemical Education* 50 (1973): 195–9.

馬克的降解法

"The 'Marker' Degradation and the Creation of the Mexican Steroid Hormone Industry 1938–1945." American Chemical Society. https://www.acs. org/content/dam/acsorg/education/whatischemistry/landmarks/progesteronesynthesis/marker-degradation-creation-of-the-mexican- steroid-industry-by-russell-marker-commemorative-booklet.pdf, retrieved January 4, 2016.

辛泰藥廠

Laveaga, Gabriela Soto. *Jungle Laboratories: Mexican Peasants, National Projects, and the Making of the Pill.* Durham: Duke University Press, 2009.

平克斯

Diczfalusy, E. "Gregory Pincus and Steroidal Contraception: A New Departure in the History of Mankind." *Journal of Steroid Biochemistry* 11 (1979): 3–11.

"Dr. Pincus, Developer of Birth-Control Pill, Dies." *New York Times,* August 23, 1967.

德赫希男爵基金會

Joseph, Samuel. *History of the Baron De Hirsch Fund: Americanization of the Jewish Immigrant.* Philadelphia: Jewish Publication Society, 1935; New York: Augustus M. Kelley Publishing, January 1978.

桑格女士

Chesler, Ellen. *Woman of Valor: Margaret Sanger and the Birth Control Movement in America.* New York: Simon & Schuster, 2007.

Grant, George, and Kent Hovind. Killer Angel: *A Short Biography of Planned Parenthood's Founder, Margaret Sanger.* Amazon Digital Services, 2015.

Sanger, Margaret. *The Autobiography of Margaret Sanger*, Mineola: Dover Publications, 2012.

麥考米克女士

Engel, Keri Lynn. "Katharine McCormick, Biologist and Millionaire Philanthropist." Amazing Women in History http://www.amazing womeninhistory.com/katharine-mccormick-birth-control-history/, retrieved January 3, 2016.

羅克

Berger, Joseph. "John Rock, Developer of the Pill and Authority on Fertility, Dies." *New York Times*, December 5, 1984.

Gladwell, Malcolm. "John Rock's Error." *The New Yorker,* March 13, 2000.

第十二章　神祕的抗精神病藥物：靠運氣發現的藥

林德與壞血病

Gordon, E. C. "Scurvy and Anson's Voyage Round the World: 1740–1744. An Analysis of the Royal Navy's Worst Outbreak." *American Neptune* 44 (1984): 155–166.

Lamb, Jonathan. "Captain Cook and the Scourge of Scurvy." http://www.bbc. co.uk/history/british/empire_seapower/captaincook_scurvy_01.shtml, retrieved February 20, 2016.

McNeill, Robert B. *James Lind: The Scot Who Banished Scurvy and Daniel Defoe, England's Secret Agent.* Amazon Digital Services, 2011.

喬治・里維爾（George Rieveschl）生平

"The George Rieveschl, Jr., Papers (January 9, 1916–September 27, 2007), Collection No. 19." http://www.lloydlibrary.org/archives/inventories/ rieveschl_papers_ nding_aid.pdf, retrieved January 4, 2016.

Hevesli, D. "George Rieveschl, 91, Allergy Reliever, Dies." *New York Times*, September 29, 2007.

Muller, G. "Medicinal Chemistry of Target Family-Directed Masterkeys." Drug Discovery Today. 8 (2003): 681–91.

苯海拉明（Diphenhydramine）

Brunton, Laurence, et al., eds. Chapter 32, “Histamine, Bradykinin, and Their Antagonists.” In *Goodman and Gilman’s The Pharmacological Basis of Therapeutics,* New York: McGraw-Hill Education/Medical (12th edition), 2011.

思覺失調與氯普麻

Ban, T. A. “Fifty Years Chlorpromazine: A Historical Perspective.” *Neuropsychiatric Disease and Treatment* 3 (2007) : 495500.

Freedman, R. “Schizophrenia.” *New England Journal of Medicine* 349 (2003): 1738–49.

Lieberman, Jeffrey A. Shrinks: *The Untold Story of Psychiatry.* New York: Little, Brown and Company, 2015.

Moussaoui, Driss. “A Biography of Jean Delay: First President of the World Psychiatric Association (History of the World Psychiatric Association).” *Excerpta Medica*, 2002.

Nasar, Sylvia. *A Beautiful Mind.* New York: Simon & Schuster, 2011.

“Paul Charpentier, Henri-Marie Laborit, Simone Courvoisier, Jean Delay, and Pierre Deniker.” Chemical Heritage Foundation. http://www. chemheritage.org/discover/online-resources/chemistry-in-history/ themes/pharmaceuticals/restoring-and-regulating-the-bodys- biochemistry/charpentier--laborit--courvoisier--delay--deniker.aspx, retrieved January 4, 2016.

庫恩與憂鬱症，及和瑞士藥廠汽巴的淵源

Belmaker, R. H., and G. Agam. “Major Depressive Disorder.” New England Journal of Medicine (358, 2008): 55–68.

Bossong, F. "Erinnerung an Roland Kuhn (1912–2005) und 50 Jahre Imipramin." *Der Nervenarzt* 9 (2008): 1080.

Cahn, Charles. "Roland Kuhn, 1912–2005." *Neuropsychopharmacology* 31 (2006): 1096.

伊米胺

Ayd, Frank J., and Barry Blackwell. Ayd. *Discoveries in Biological Psychiatry.* Philadelphia: J. B. Lippincott, 1970.

Fangmann, P., et al. "Half a Century of Antidepressant Drugs." *Journal of Clinical Psychopharmacology* 28 (2008): 1–4.

Shorter, Edward. *Before Prozac: The Troubled History of Mood Disorders in Psychiatry*. Oxford: Oxford University Press, 2008.

———. *A Historical Dictionary of Psychiatry.* Oxford: Oxford University Press, 2005.

結論　藥物獵人的未來：是雪佛蘭 Volt 還是迪士尼電影《獨行俠》？

雪佛蘭 Volt 歷史

Edsall, Larry. *Chevrolet Volt: Charging into the Future.* Minneapolis: Motorbooks, 2010.

威而鋼（西地那非分子）

Ghofrani, H. A., et al. "Sildena l: From Angina to Erectile Dysfunction to Pulmonary Hypertension and Beyond." *Nature Review Drug Discovery* 5 (2006): 689–702.

犀利士

Rotella, D. P. "Phosphodiesteras 5 Inhibitors: Current Status and Potential Applications." *Nature Review Drug Discovery* 1 (2002): 674–82.

諾沃生技製藥故事

Grady, Dennis. "New Antibiotic Stirs Hope Against Resistant Bacteria." *New York Times*, January 7, 2015.

Kaeberlin, T., et al. "Isolating 'Uncultivable' Microorganisms in Pure Culture in a Simulated Natural Environment." *Science* 296 (2002): 1127–9.

Naik, Gautam. "Scientists Discover Potent Antibiotic, A Potential Weapon Against a Range of Diseases." *Wall Street Journal*, January 9, 2015.